ひとりでできる！

心ほぐし

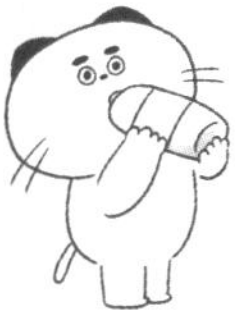

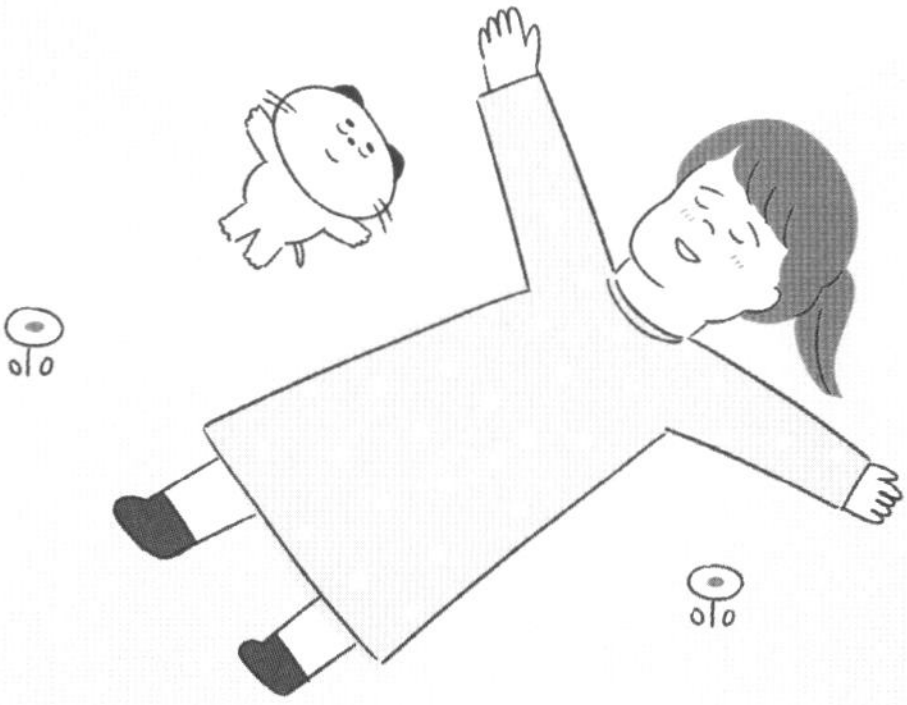

整体院
長

JN108700

マイナビ

はじめに

出かけようと足を踏み出したそのとき、

「い、痛い！」

痛みを感じた足裏をのぞきこむと、
そこには**小さなトゲ**が刺さっています。
このままでは歩けないので、
毛抜きでトゲを抜き、
必要な処置をして再び出かけました。

サイズにして1㎜程度の小さなトゲ。
それでも、歩くという基本動作を妨げる
やっかいな存在です。

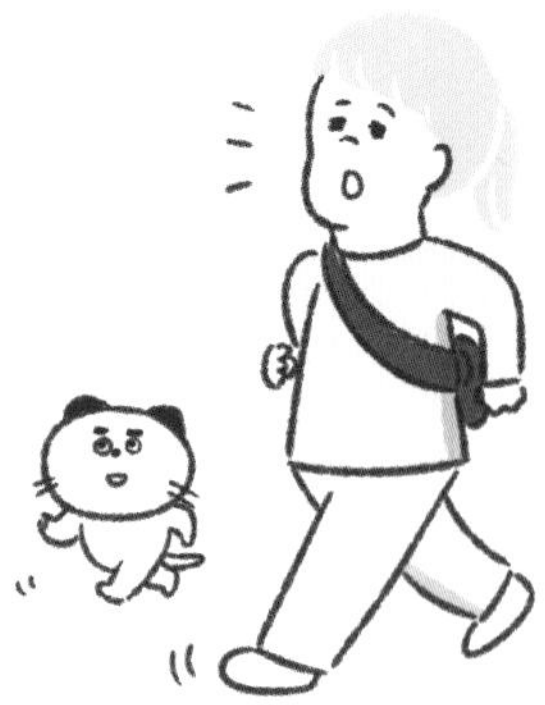

実は、日常のあらゆる場面で
心にも小さなトゲが刺さることがあります。
しかし、心はトゲの痛みを感じないようにカバーすることで
しばらくはやり過ごすことができます。
でも、**そんな心に生じているのが〝コリ〟**。

この〝心のコリ〟を放置すると、
感情を抑えきれなくなったり、
眠りが妨げられたりして
つらさが増す事態になりかねません。

だから、本書では
トゲから心を守り、心をほぐす方法を
お伝えしたいのです。

ご挨拶が遅れましたが、みなさんはじめまして。

自律神経専門整体師の前田祐樹と申します。

心と自律神経は密接な関わりがあります。
小さなトゲというストレスが心にかかり続けると、
バランスを保つことで身体機能が維持されている自律神経が乱れます。
すると、心拍数が乱れたり、胃腸の動きが悪くなったり、
眠れなくなったりという身体症状が起こるようになるのです。

こうした傾向は
まじめながんばり屋さんほど起こりがちです。

そういう私も、整体師になりたての頃は
「しっかりしなくては」「人の役に立たなくては」と
必死なあまりにストレスを増やし、
数々の不調を抱えて眠れない日が増えていきました。

「どうすればいいんだろう？」

そして、心と体のことを深く学んでいくうちに

1 **物事に対する考え方や捉え方を変化させる**
2 **緊張が強く、疲れがちな脳や体をほぐす**
3 **自律神経が整いやすい暮らし方をする**

という3本柱で、**心身が整い不調が消えていく**ことを実感しました。

だれのものでもないあなただけの人生。
ほぐれた心で幸せに満ちあふれるなら、こんなにすばらしいことはありません。

自律神経・慢性腰痛専門整体院
natura-ナチュラ-院長
前田祐樹

INTRO 1

〝心のコリ〟がほぐれるといいことがいっぱい！

「なんとなく不安」が消える

心や体に不調があると、不安が大きくなりやすいもの。心のコリがほぐれると、漠然とした不安が消え、目の前のことにしっかりと向き合えるようになります。

些細なことでイライラしなくなる

イライラすると、人やモノに当たって心のコリを大きくする原因に。ほぐれれば、ちょっとしたことで感情を乱されず、大らかな気持ちで受け止められます。

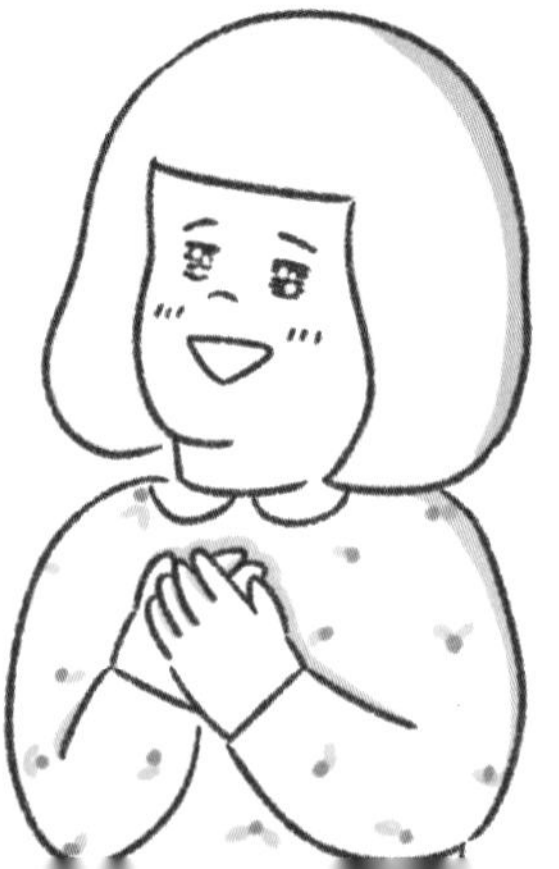

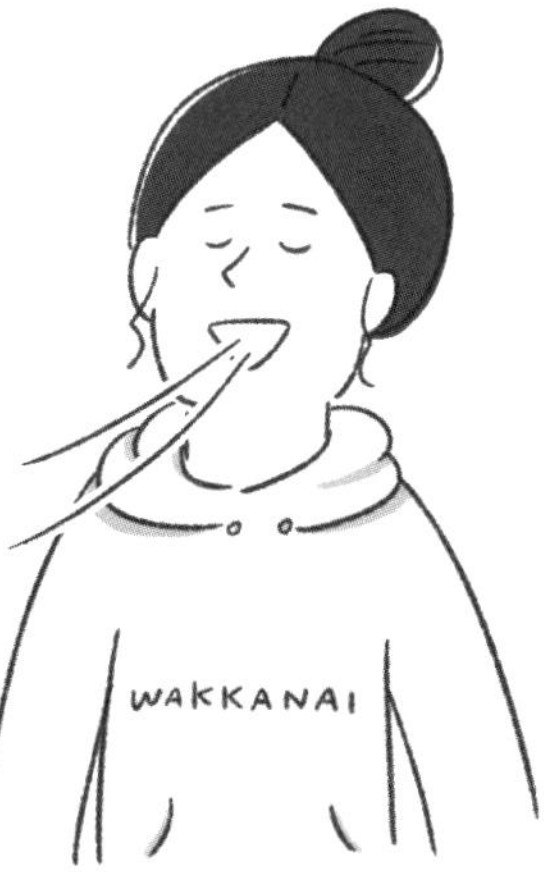

呼吸が深まり自律神経が整う

毎日忙しくしていると、呼吸は浅くなりがち。心のコリがほぐれると深い呼吸ができ、自然とリラックスを司る副交感神経が優位になって、自律神経が整います。

不安や心配ごとで心をいっぱいにしていると、睡眠を妨げます。心がほぐれて自律神経が整うと、寝付きがよくなり、眠りの質も格段にアップします。

が

がまんばかりして相手と付き合う関係はつらいもの。心のコリがほぐれると、相手との付き合い方を自分で選んでいきながら、よりよい関係を築けます。

ストレスに強くなる

脳で対処することが多いと、ストレスが増えます。心にコリをためない思考法や暮らし方が定着すれば、脳が元気に維持されてストレスに強くなれます。

やる気があふれ出る

やる気が出ないのは、自律神経が乱れているサイン。起床後に太陽光を浴びるなどのリズムを大切に暮らすと、やる気ホルモン「セロトニン」の分泌が増えます。

人に優しくなれる

どんな人でも、自分の心が疲れていれば、人に優しくできないもの。心のコリがほぐれると自分もラクになるうえに、まわりの人にも優しくなれます。

体がほぐれて軽くなる

心にコリがあると交感神経が優位な状態が続き、体も緊張状態に。心がほぐれれば、体もほぐれて軽くなります。心と体は、密接につながっているのです。

肌ツヤがよくなる

心のコリがほぐれると副交感神経が活性化して、腸の動きも活発になり消化吸収が改善。お通じもよくなるので、肌の調子も整います。

自分を好きになれる

自分のことを責めたり、他人と比較して落ち込んだりすれば、心のコリは悪化するばかり。心のコリがほぐれれば、ありのままの自分を認めて好きになれます。

笑顔の時間が増える

作り笑いを続けていると、心のコリはたまるばかり。自分に自信を持ち、前向きになれると自然と笑みがこぼれます。この笑顔が、心にさらなる栄養を与えます。

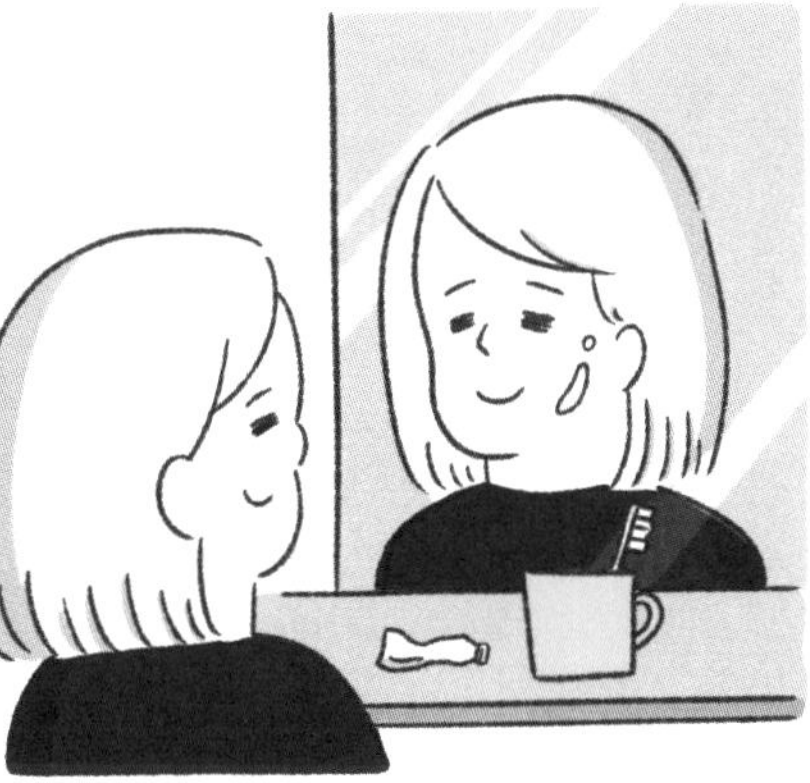

INTRO 2

“心のコリ”がたまるか、たまらないかは受け止め方しだい！

同じ映画を見ても受け止め方は、人それぞれですね。同様に、普段の生活の中での受け止め方も人それぞれです。

たとえば、先輩に注意されたときに、「自分は取り柄がない。だれにも期待されないし、会社のお荷物だ」と捉える人もいれば、「注意点を直せば、よりよく変われるチャンスになる。ありがたい」と捉える人もいます。心のコリをためにくいのは、後者の人です。

物事に対する受け止め方を変えるなんて不可能だと思うかもしれませんが、そんなことはありません。最初は意識しながらですが、練習をくり返すうちに少しずつ心がラクになる受け止め方ができるようになります。

残業中に、部長が「そろそろ帰ったら」とつぶやいた…

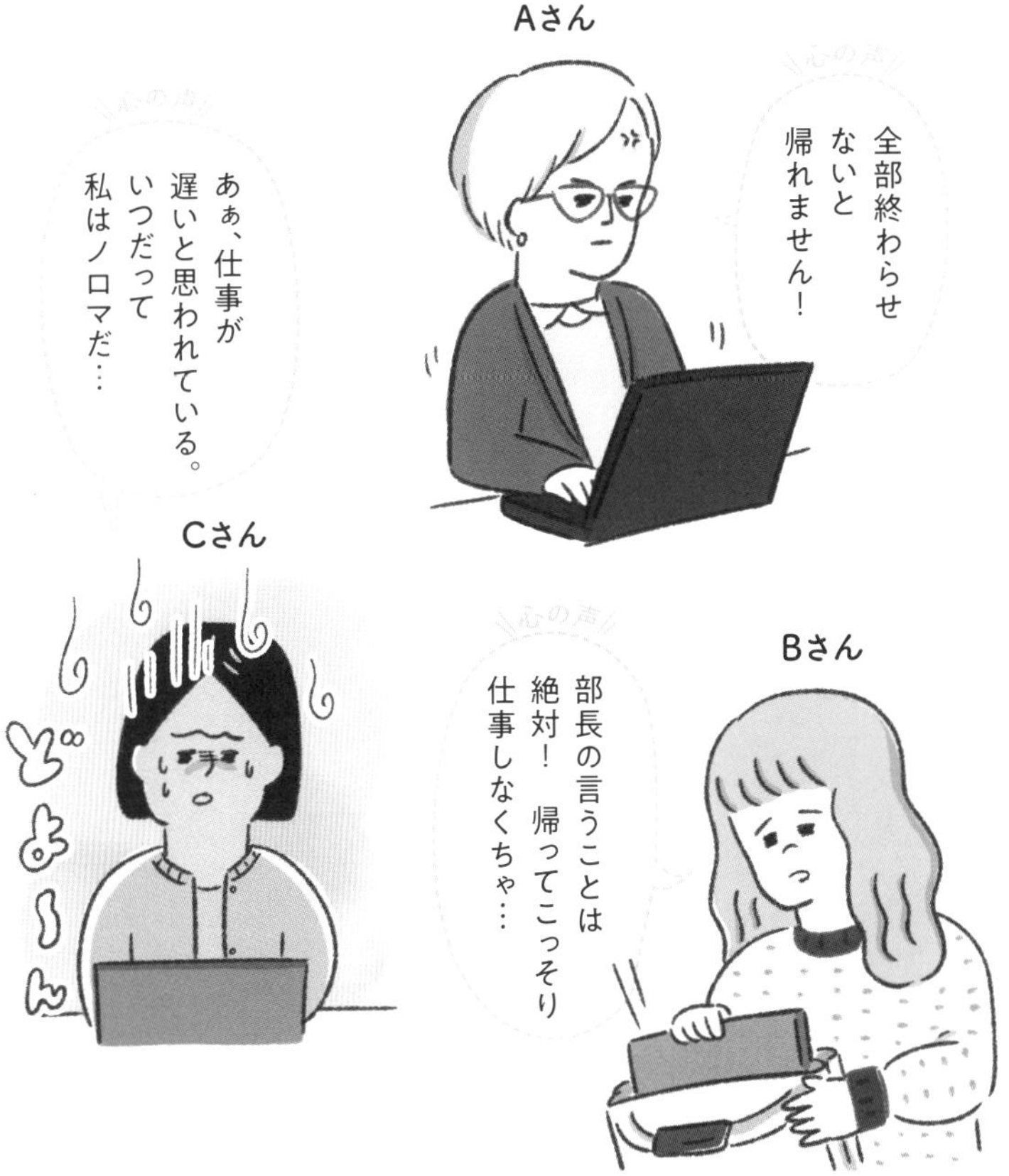
Aさん
心の声
全部終わらせないと帰れません！
心の声
あぁ、仕事が遅いと思われている。いつだって私はノロマだ…
Cさん
どよ〜ん
心の声
Bさん
部長の言うことは絶対！ 帰ってこっそり仕事しなくちゃ…

帰宅しようと思ったら、先輩から「飲みに行こうよ」と誘いが…

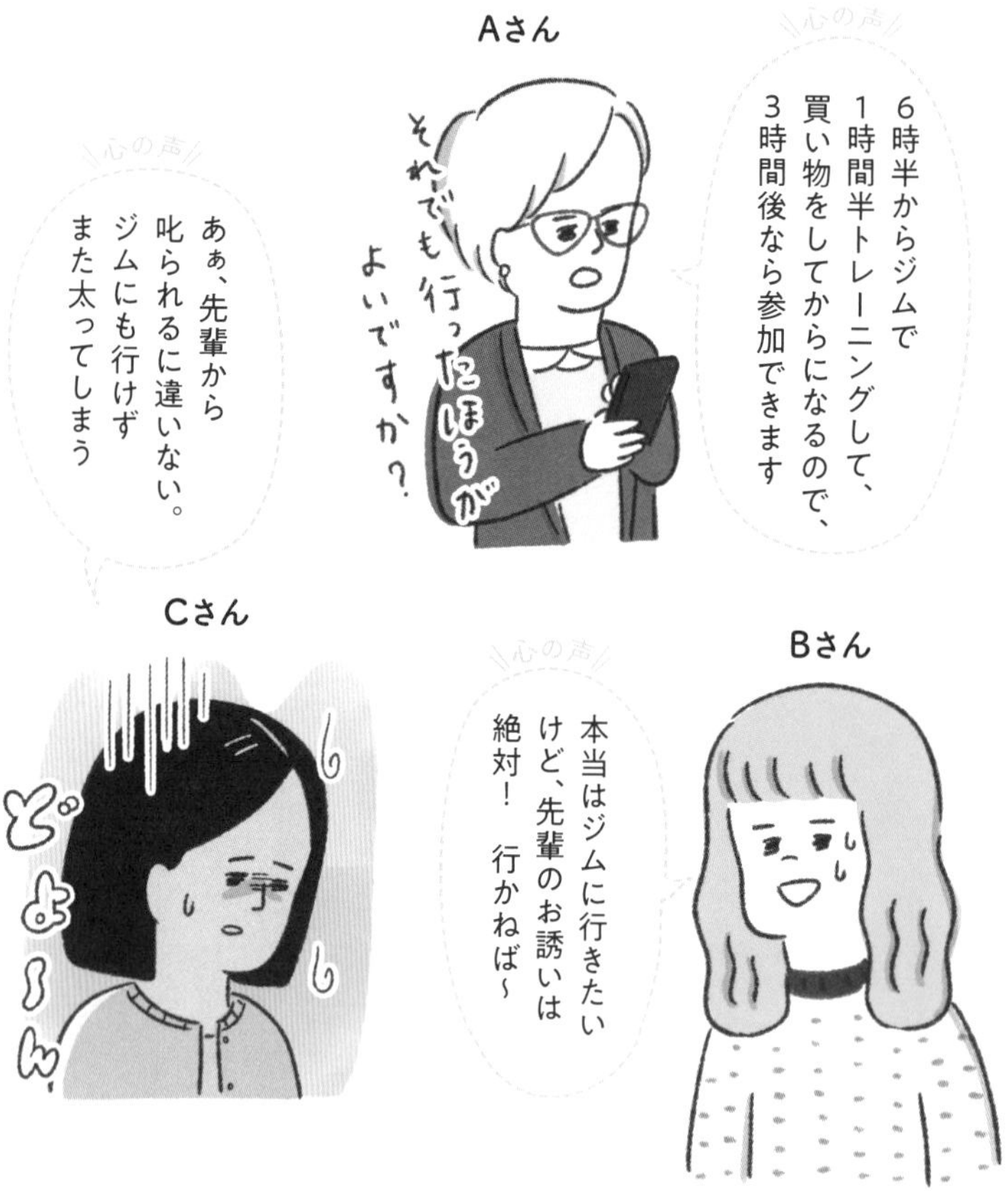
Aさん
心の声
6時半からジムで1時間半トレーニングして、買い物をしてからになるので、3時間後なら参加できます
それでも行ったほうがよいですか？
心の声
あぁ、先輩から叱られるに違いない。ジムにも行けずまた太ってしまう
Cさん
どよ〜ん
心の声
本当はジムに行きたいけど、先輩のお誘いは絶対！　行かねば〜
Bさん

受け止め方を変化させれば
心はラクになれます！

心のコリが増える受け止め方

完全無欠の完璧主義さん

Aさん

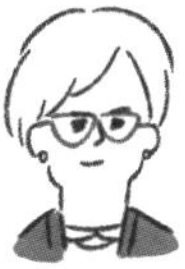

自分のやるべきことをやり遂げようとする、強い責任感の持ち主です。その半面、完璧主義によって物事に柔軟に対応できないことも。何事にも妥協しないので、心身が疲れやすいといえます。ときには、「まぁいいか」と上手に手を抜くと心身がラクになります。

「ねば」「べき」星人さん

Bさん

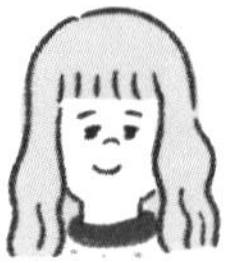

相手の言うことに対して、すぐに反応できる素直さがあります。しかし、「〇〇であるべき」「〇〇でなければ」と自分をがんじがらめにしがちです。「本当は〇〇したい」という自分の本心に光を当てて、もう少し自分基準で生きていけると心もほぐれやすいです。

悲劇を妄想する作家さん

Cさん

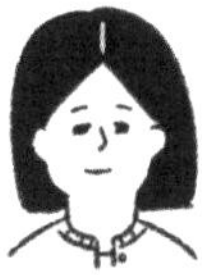

用心深さにはよい面もありますが、不安や恐怖で心をいっぱいにしていては、心がつらくなるばかり。今起きている客観的な事実と自分の感情を切り分けて捉えられると、余計な不安を増やしません。感情を先走らせる前に深呼吸をして、頭の中を整理しましょう。

もくじ

ひとりでできる心ほぐし

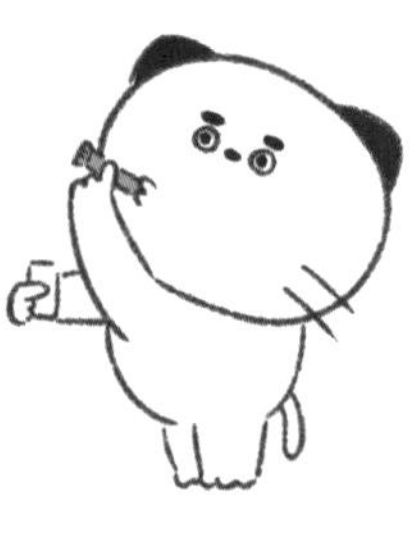

PART 2 自律神経を整える「心の処方箋」

心のコリを生むCASE

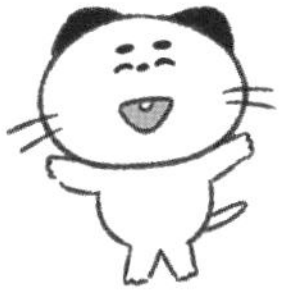

PART 3

"心のコリ"をほぐすセルフケア

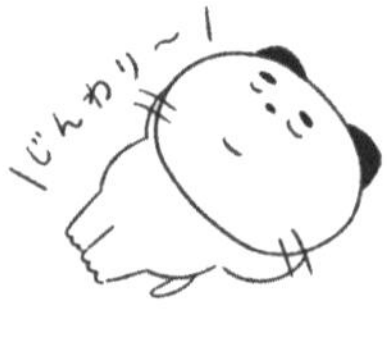

PART 4 心がほぐれるルーティン

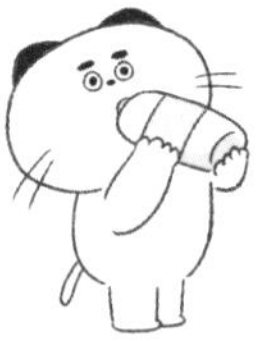

注意事項
・本書の情報は、2024年3月末現在のものです。
・QRコードを読み込むと、該当するYouTubeの動画ページに飛びます。動画内での紹介と本書タイトルは異なることがあります。また、掲載した内容は動画で紹介されているやり方と異なることがあります。あらかじめご了承ください。
・本書で紹介するケア法で症状が悪化する場合はすみやかに中止し、専門の医師にご相談ください。

PART 1

“心のコリ”って何？

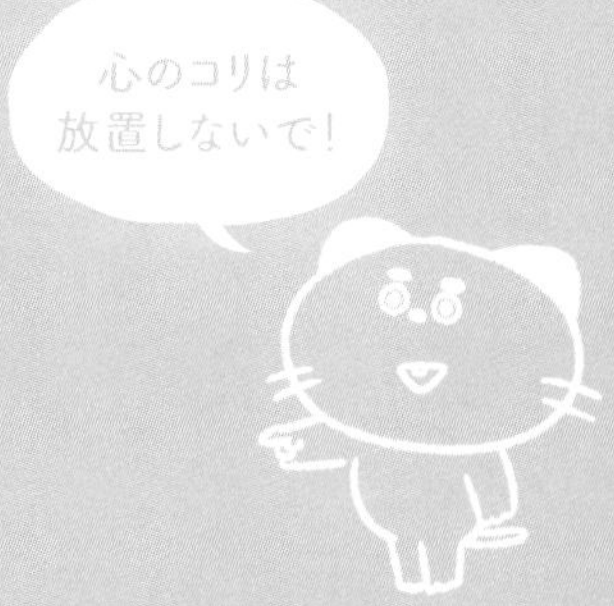

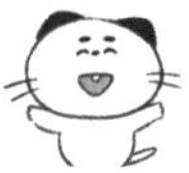

体だけじゃない！心にも〝コリ〟は生じる

肩や首のコリの影響で体の動きが鈍くなって、動きたくないと感じる経験をしたことがある方は多いでしょう。肩や首のコリは緊張で筋肉が固くなることで生じますが、**〝心にもコリが生じる〟ことがあります。**心に滞りや詰まりが発生して、蓄積するとコリになります。そして、心のコリを放置すると、ある日突然、感情が抑えきれなくなったり、過呼吸や動悸《どうき》などの症状として現れたりします。

心にコリを生むおもな原因として考えられるのは、〝やることが多い〟こと。そして、**やることをこなそうと、必死に〝がんばる〟こと**です。そのがんばりが、心にコリを生み、メンタルを不調にする原因にもなっています。

笑顔が出なくなった、不安なことに心を支配される、眠れない……などの症状があるなら、心にコリがたまっているサイン。心のＳＯＳに耳を傾けましょう。

プチ心ほぐし情報　背すじを伸ばして胸を張ると、ストレスが逃げ出していく。

あなたは大丈夫?

心のコリCHECK

- 悲しみや怒りが強く、笑えない
- 不安なことが心から離れない
- 無理して笑顔を作っている
- 食事も面倒なほどに忙しい
- よく眠れない
- 好きだった物事に興味を示せない
- 身だしなみに気を使えない

2つ以上当てはまるなら
心に"コリ"が生じているかも

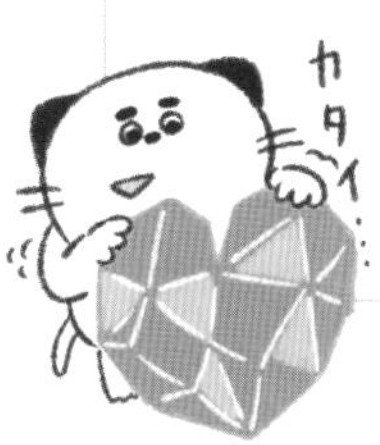

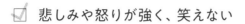

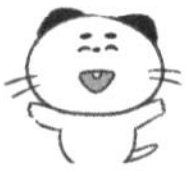

"心のコリ"の発生要因は絶え間ないストレス

　メンタルの不調があると、「私は、心が弱い……」と自分を責めがちになることがあります。でも、それは違います。どんな人でも緊張して血流が滞れば肩コリが生じるのと同じように、**心のコリはだれにでも起こること。**だから、決して心が弱いわけではありません。**心を緊張状態にするのは"ストレス"です。**

　本来、心はストレスに対して、それなりの防御とリカバリー体制を備えています。しかし、防御レベルを上まわる絶え間ないストレスの連続攻撃があるとお手上げ状態になって、結果的にメンタルにも不調が出ることになります。

　心理的なストレスをはじめ、人間関係や環境面でのストレスなど、私たちはあらゆるストレスにさらされています。ストレス自体が悪いわけではありませんが、連続攻撃で心のケアが追いつかないと、少々ややこしいことになるのです。

プチ心ほぐし情報　「忙しい」という口グセは、「生活がにぎやか」に変換してみませんか？

心にコリを生む意外なストレス

がんばること

目標達成のためにがんばることは、褒められるべきことだと思われます。ただ、隠れたプレッシャーや恐れも存在し、実は、心を疲れさせていることも。

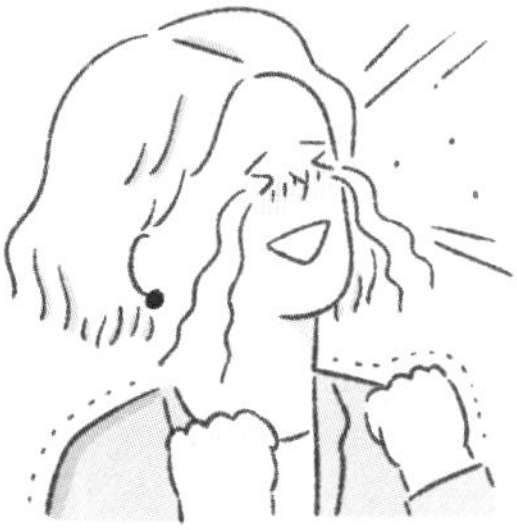

人付き合い

人間はひとりでは生きていけないため、人付き合いは大切なものでしょう。でも、相手を優先するあまり、自分の心を抑えつけるなら、それはストレスです。

ながら作業

テレビを見ながらの作業や食事といった「ながら作業」は、効率的なようで、実は、脳内の処理作業を増やして逆効果。脳がごちゃついて、ストレスを増やします。

環境の変化

ハッピーであるはずの新生活や昇進などであっても、実はストレスになることがあります。いつもの生活から変化があるときは、特に心のケアを大切に。

人のために尽くす

パートナーのため、子どものため、両親のためと、だれかに尽くすことばかりしていませんか？　ときには自分のための時間を作らないと、心が滞ります。

〝心のコリ〟を放置すると自律神経がアンバランスに

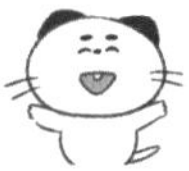

強いストレスや連続的なストレスにさらされたときに、体で起こる変化のカギを握るのが「**自律神経**」です。

自律神経は心臓を動かして血液を送る、食べ物を消化して栄養素を吸収する、暑いときに汗を出して体温を下げるといった働きをすべて制御しています。〝命を司るインフラ〟といえる重要な神経ですが、自分の意思ではコントロールできません。**体を働かせるアクセルのような存在の「交感神経」とブレーキをかけてリラックスモードに導く「副交感神経」の2つの神経で構成され、体の機能を維持するためにバランスをとりながら、24時間休みなく働き続けています。**

ストレスで生じた〝心のコリ〟を放置すると、自律神経の司令塔である脳が正常に働かずに自律神経を調節できなくなって、あらゆる不調が起こるのです。

プチ心ほぐし情報 水を飲むだけで腸が動くので、副交感神経が優位になりやすい。

バランスが大切な2つの自律神経

体を休める

副交感神経

心身を休息状態にする神経。血管が拡張し、血圧が低下、筋肉や気分を弛緩させます。リラックスしているときや睡眠時にメインで働き、おもに夜間に活性化します。

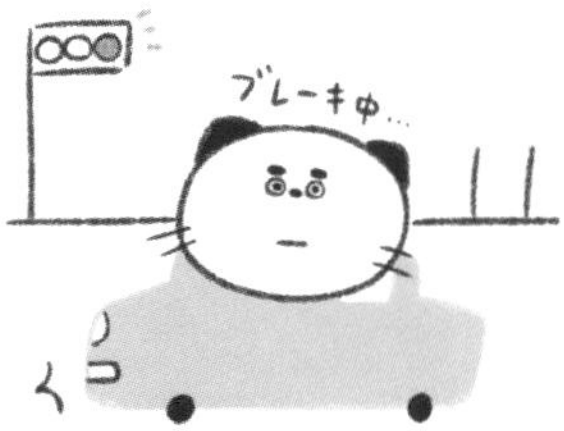

体の反応

- 血管の拡張
- 心拍数を下げる
- 瞳孔が閉じる
- 筋肉をゆるめる
- 胃腸の働きを活発化

など

体を活発にする

交感神経

心身を活動的にする神経。血管が収縮し、血圧が上昇、筋肉や気分を緊張させます。日中の活動時にメインで働き、ストレスを受けたり、緊張したりすると活性化します。

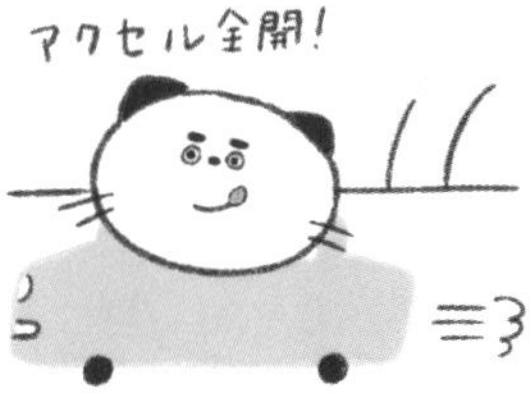

体の反応

- 血管の収縮
- 心拍数を上げる
- 瞳孔《どうこう》が開く
- 筋肉を緊張させる
- 胃腸の働きを抑制

など

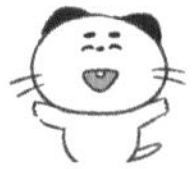

脳が疲れすぎると不安やイライラを止められなくなる

不安や恐怖は、自律神経のバランスを乱す存在です。しかし、不安や恐怖があることで危険を察知して、身の安全を守れる重要な感情でもあります。ところが、脳のある部位が暴走すると、不安や恐怖を過剰に大きく感じることになります。

その部分が脳の中央部に存在する1・5cmほどのアーモンド状の神経細胞の集まりである「**扁桃体**《へんとうたい》」で、不安や恐怖を感じると活性化します。同時に、**扁桃体を制御するのが、脳の前方で理性を司る最高中枢といわれる「前頭前野《ぜんとうぜんや》」**です。

たくさんの情報を脳で処理しなければいけなかったり、強いストレスがかかったりすると、前頭前野の働きは低下します。扁桃体をコントロールできなくなって、不安や恐怖、イライラが増すのです。**それが新たなストレスになって、脳はさらに疲れ、ネガティブ感情が大きくなる負の連鎖が続く**のです。

プチ心ほぐし情報　口角を上げて笑顔を作ると、幸せを感じるセロトニンが分泌される。

脳の扁桃体と感情コントロールの関係

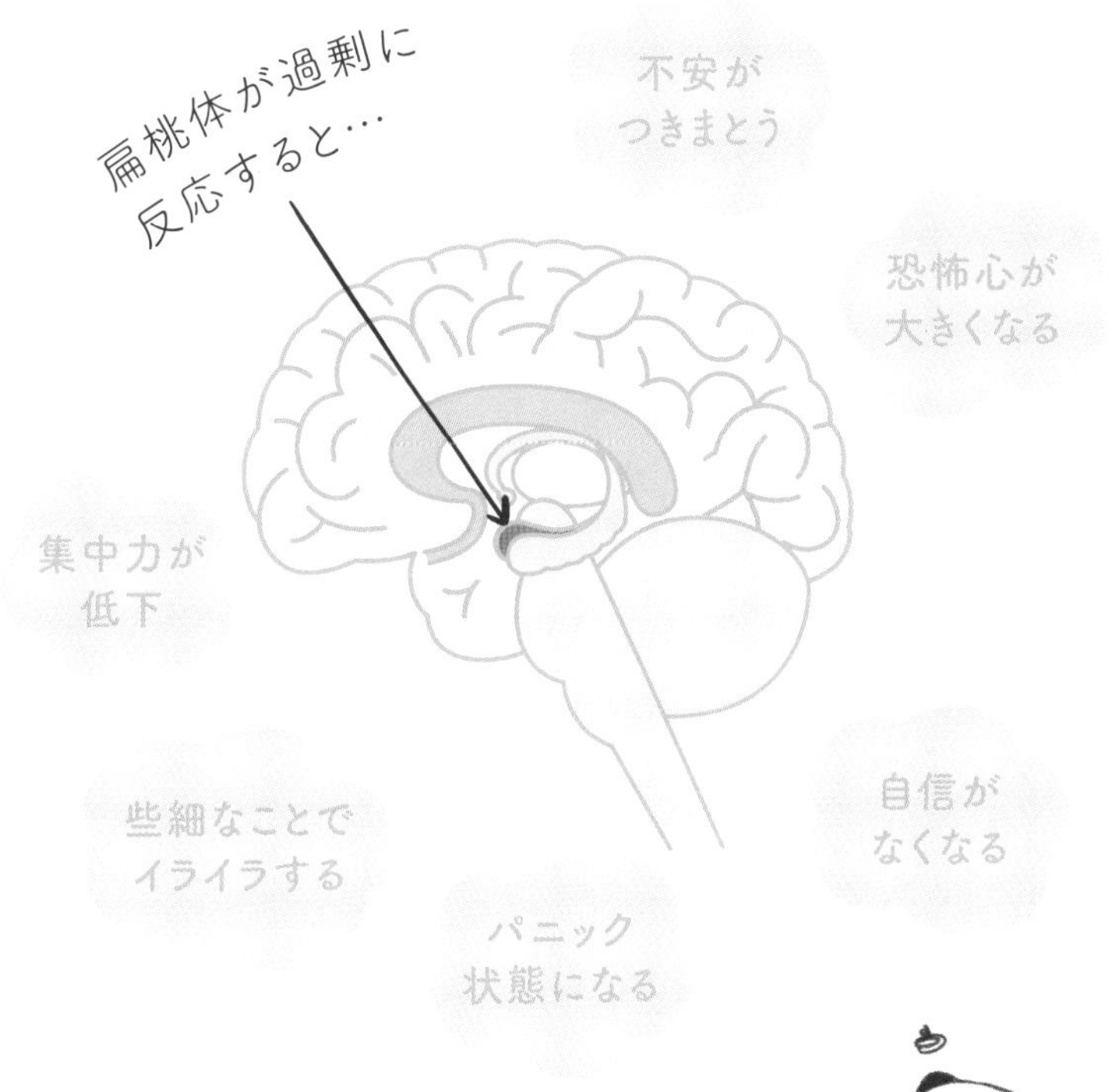
扁桃体が過剰に
反応すると…
不安が
つきまとう
恐怖心が
大きくなる
集中力が
低下
自信が
なくなる
些細なことで
イライラする
パニック
状態になる

自律神経のバランスも乱して
身体症状が現れることも

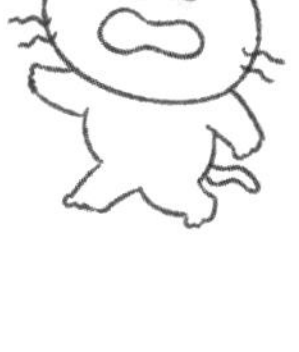

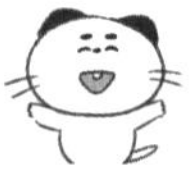

〝心のコリ〟がもたらすメンタルの不調

　心のコリをいち早く察知するのが〝脳〟です。脳ではどうにか対処しようとあれこれ司令を出すものの、今度は脳が働きすぎて酸欠状態に。結果的に、脳は正常な司令を下せない〝緊急事態宣言〟を発令することになり、自律神経のうちの交感神経が過剰に活性化することになるのです。

　交感神経が優位なままでリラックスモードにシフトできなければ、体だけでなく心も休まりません。**不安が大きくなったり、眠れなくなったりという、深刻なメンタルの異常事態も表面化してくる**のです。

　ストレスと脳の疲れは〝心のコリ〟を生み、自律神経を乱す要因となります。

　では、次のページからは〝心のコリ〟がもたらすメンタルの不調を紹介していきましょう。

プチ心ほぐし情報　モヤモヤに色と形をつけてイメージしたら、ポイッと投げちゃおう。

“心のコリ”がもたらすメンタルの不調 7

不安神経症

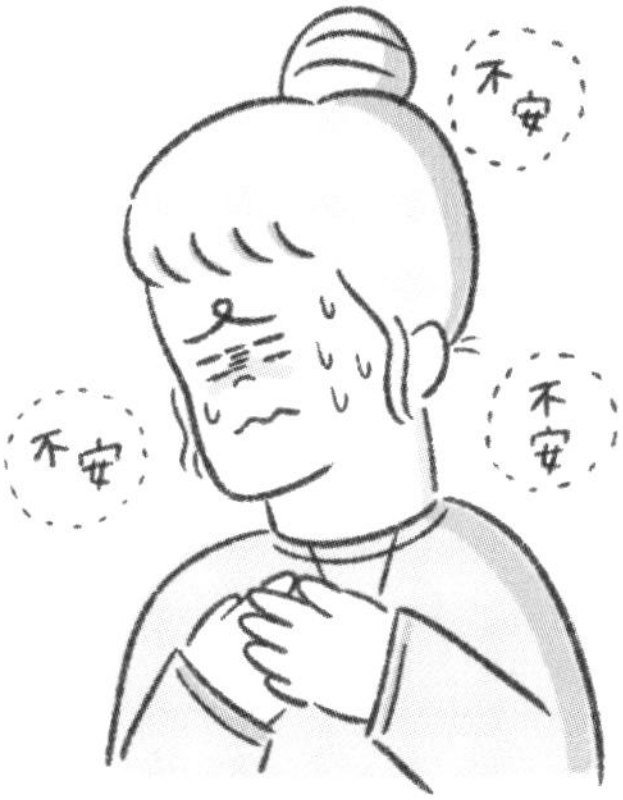

おもな症状

- 漠然とした不安がある
- 神経が過敏になっている
- 落ち着きがない
- 集中できない
- イライラする
- 不合理なことに囚われる

不安や恐怖の感情が過剰につきまとい、日常生活に支障をきたすのが「不安神経症」です。感情をコントロールできずに、理由に不釣り合いな不安と恐怖に襲われます。根拠なく不安を感じて、外出ができなくなることも。

落ち着きがなくなる、イライラするといった精神症状のほかに、頭痛や吐き気、めまい、発汗などの身体症状を自覚することもあります。

不安や心配ごとの受け止め方を変化させることで、症状に対処しやすくなります。

パニック障害

おもな症状

- はっきりとした理由がないのに、突然、生命の危機に陥るような強い恐怖を感じる
- 動悸、息苦しさ、吐き気、ふるえ、めまい、発汗などの「パニック発作」が起こる

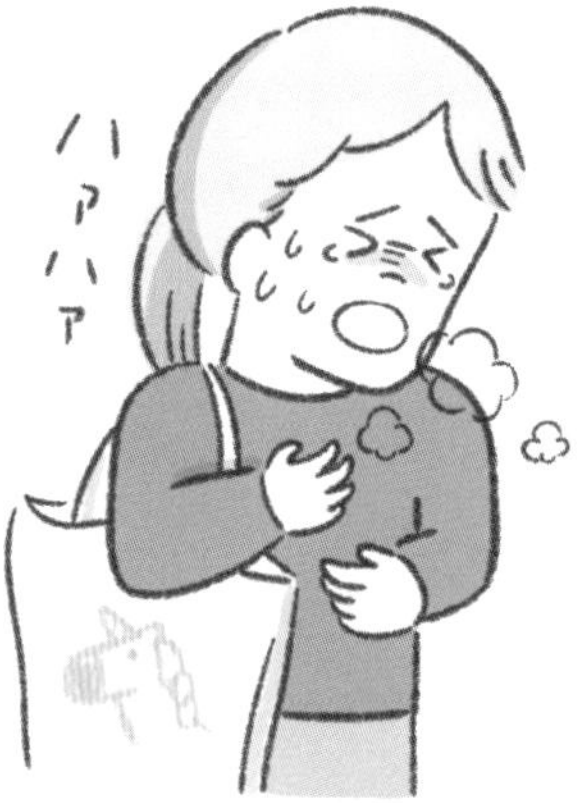

突然強い恐怖や不快感の高まりが生じて、**過呼吸や動悸、吐き気、ふるえ、めまい、発汗などの〝パニック発作〟をくり返す「パニック障害」**。多くの場合、発作は5〜20分ほどで落ち着き、身体的な検査では異常は見つかりません。

発作をくり返すと、「また、発作が襲ってくるかもしれない」という不安がつきまとう〝予期不安〟が起こることも。

扁桃体の異常活動が影響していると考えられ、**成功体験を通じて日常生活を送れるようにサポート**していきます。

"心のコリ"がもたらすメンタルの不調 3

うつ病・抑うつ状態

おもな症状

- 気分の落ち込み
- 集中力が落ちる
- やる気が出ない
- 悲観的なことを考え続ける
- 不眠や過眠
- 頭重感や頭痛、めまい
- 食欲不振、胃部不快感

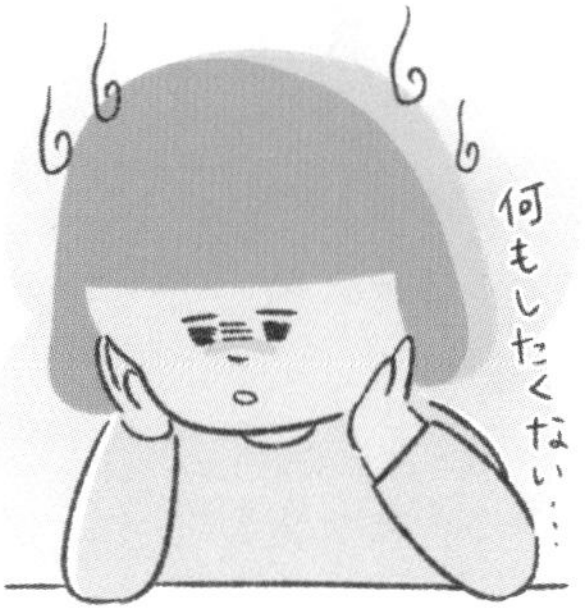

憂うつであったり、気分が落ち込んだりする症状を抑うつ気分といい、**抑うつ気分が続くのが「抑うつ状態」**です。**抑うつ状態が続き、生活に支障が出るほど苦痛が強い場合に「うつ病」**と診断されます。

抑うつ状態は交感神経が過度に優位になって活動モードが続く自律神経失調症とは相対する症状ですが、抑うつになる前段階で過度な緊張を強いられたことが影響していると考えられます。

十分な休養をとって、心身を休ませることが大切です。

睡眠障害

おもな症状

- 寝付きが悪い
- 眠りを維持できない
- 朝早く目覚める
- 眠りが浅く、眠った感じがしない
- 日中に眠気が襲う

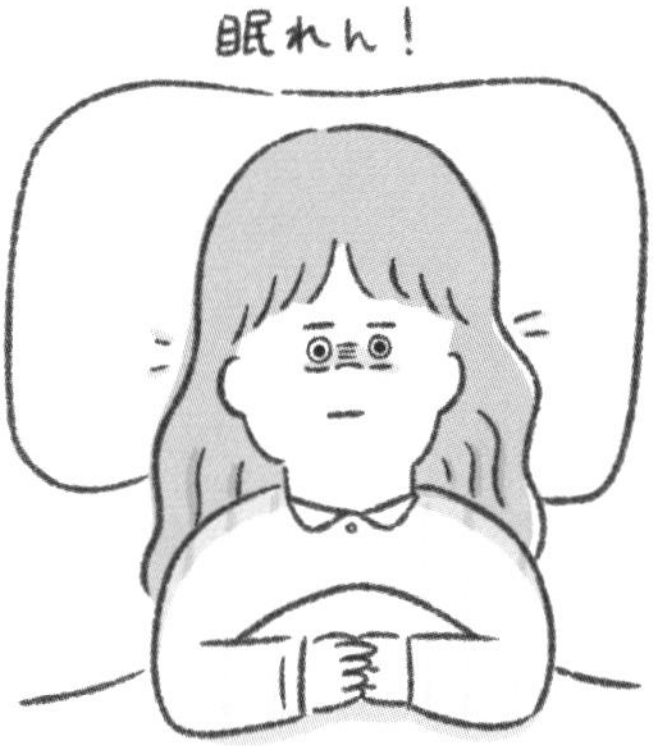

寝付きが悪い、眠りを維持できない、朝早く目が覚める、眠りが浅く十分に眠った感じがしないなどの症状が続くのが「睡眠障害」です。眠れないために、疲れが蓄積したり、日中に眠気に襲われて注意力が散漫になったりします。

緊張が強く、睡眠時に副交感神経が優位にならないことで睡眠の質が下がります。**「同じ時間に起床し、就寝する」「朝起きたら、朝日を浴びる」といった規則的な生活をくり返して自律神経を整える**と、眠れるようになります。

摂食障害

おもな症状

- 極端な食事制限をする
- 大量の食べ物を一気に食べたあとに、自ら嘔吐する
- やせているのに、体重増加を極端に恐れる

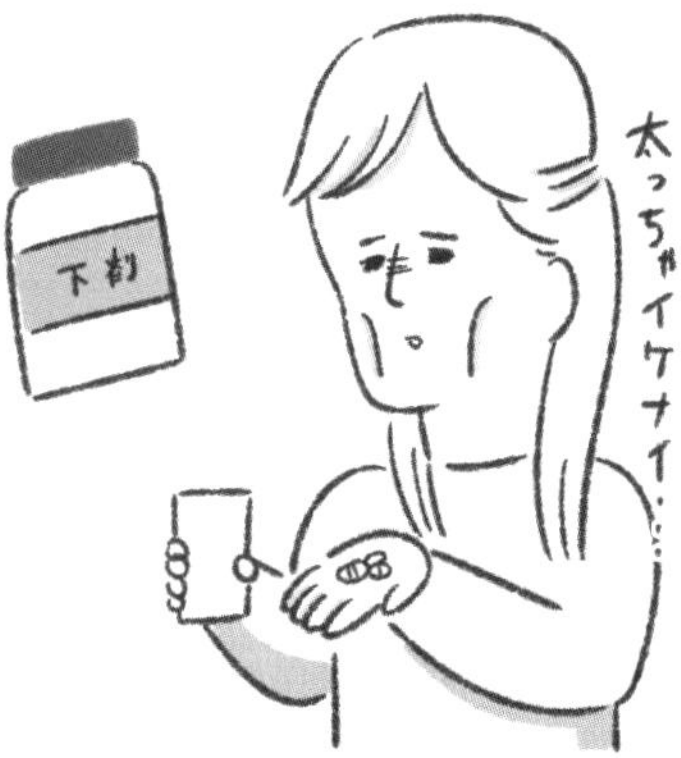

食事をとらない、食べすぎる、食べた後に吐くといった異常な食行動が日常生活に支障をきたすのが「摂食障害」です。極端に食事を制限する「拒食症」や、大量の食べ物を一気に食べてから吐き戻す「過食症」などに分類されます。

若い女性に多いですが、太ることへの恐怖から中高年女性の発症も少なくありません。

低栄養のままでは精神状態も安定しないので、**体重の回復が最優先**です。その後、**考え方や認知の偏りを修正していくアプローチ**を行います。

ひとりでできる
心ほぐしのコツ

考え

がんばるだけが正解じゃない！「まぁ、いいか」で乗り切る

自律神経を乱しやすい人は、とてもまじめながんばり屋さんが多いです。そんな、がんばり屋さんに問題です。極寒の中で耐え忍ぶ時間と、温かいベッドでぬくぬく過ごす時間のどちらが心地よいでしょうか。もちろん、後者ですね。

寝食を忘れてがむしゃらに取り組むのと、休みをはさんで自分のペースで進むのとでは、いかがでしょう。これは、答えが割れるかもしれません。でも、自律神経を乱さないためには、後者が正解。がむしゃらに進めば、そのときはスピーディに物事が進む気がしますが、後々、心身に大きなダメージとなって跳ね返ってくることがあります。体が心に追いつけず、ちぐはぐな状態も招きかねません。

完璧じゃなくたって、がんばらなくたって、心と体のバランスがとれていれば、「まぁ、いいか」。実は、まぁどころではなく、〝最高にいいこと〟なんですけどね！

プチ心ほぐし情報　「人は人、自分は自分」。割り切ることで心はぐーんと軽くなる。

ゆるやかな考え方で心ほぐし

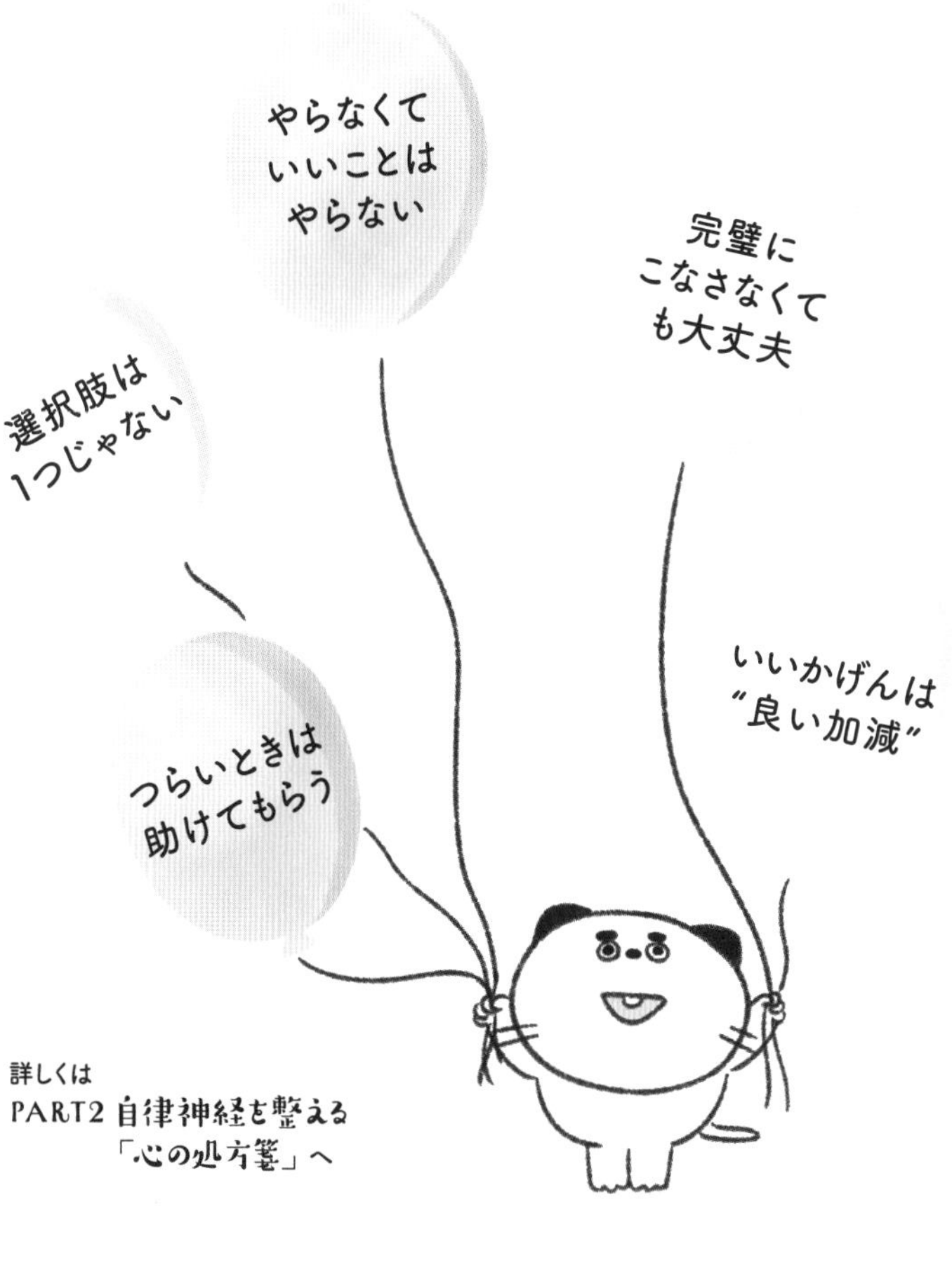
やらなくて
いいことは
やらない
完璧に
こなさなくて
も大丈夫
選択肢は
1つじゃない
いいかげんは
“良い加減”
つらいときは
助けてもらう

詳しくは
PART2 自律神経を整える
「心の処方箋」へ

ひとりでできる
心ほぐしのコツ

体ほ

深呼吸で酸素を取り込み 頭と首をじんわりほぐす

ストレスによって脳内で処理する作業が多くなると、先に脳が疲れます。すると、危機的な状況であることを脳が全身に通達して、体にも反応が起こります。具体的には、**呼吸が浅くなって交感神経が優位になるために、血管が収縮し、筋肉が緊張します。**この状態からすぐに回復できればよいのですが、慢性的な緊張状態になると、肩コリや首コリ、頭痛といった不調が出ます。

体にとってのマイナス情報は、当然脳にも伝えられ、負の反応のスパイラルが増大。放置すれば、つらい状態が〝もっとつらい状態〟へと進んでしまいます。**心と体は双方向でつながり、お互いに影響し合う関係**なのです。

そこで、**疲れた脳に十分な酸素を届ける呼吸や、頭・首・胸部をほぐすケアで、体を心地よい状態に保ち、負のスパイラルから抜け出しましょう。**

プチ心ほぐし情報　とにかくつらいときは、だれもいないところで"声に出して"はき出そう。

体のコリほぐしで心ほぐし

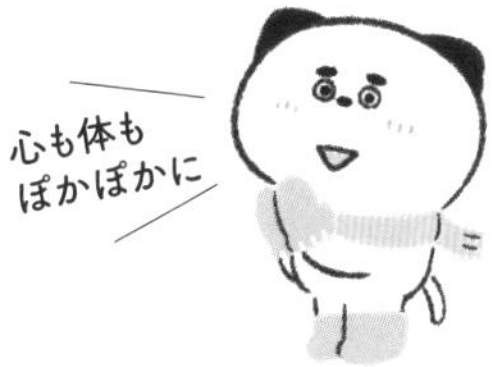

使いすぎでお疲れ!

頭

さまざまなストレスに対応する脳は疲労困憊。頭が緊張すると、脳への血流が不足して酸素不足になります。じんわりほぐして、脳への血流を増やしましょう。

自律神経が通る大事な場所

首

悪い姿勢によってガチガチに固くなりやすい首は、脳と全身をつなぐ自律神経が通る大切な部位。優しく緊張をほぐして、神経への圧迫を解放しましょう。

しっかり呼吸をするために

胸・背中

深い呼吸をするには、呼吸に合わせて胸や背中が十分に動くことが不可欠。縮こまりがちな胸と背中をストレッチして、呼吸をサポートしましょう。

末端まで血流をアップ

手・足

手足は血流が滞りやすい部分。刺激して血流を回復することで、全身の血流も促されます。エネルギーの出入り口でもあるので、末端の詰まりには要注意。

詳しくは
PART3 “心のコリ”をほぐす
セルフケア へ

ひとりでできる
心ほぐしのコツ

暮らし

自然を感じながらスローペースで「のん活」を

交感神経と副交感神経は、シーソーのように相対する神経ですが、1点だけ大きな違いがあります。それが、神経がオンになるまでのスピードです。

交感神経は0・2秒でオンになるのに対して、副交感神経は5分ほどかかります。それもそのはずで、目の前に急にライオンが現れたら、とっさに対応しなくてはなりません。だから、**交感神経への切り替えは瞬間的に行われる**のです。それに対して、**副交感神経は緊急事態が去り、安全を確認できてからスロースタートで心身をリラックス**させればいいので、理にかなっているわけです。

つまり、副交感神経をオンにして心をほぐすカギは〝ゆっくり〟ということ。木々の緑や川のせせらぎといった自然を感じるときにもオンになりやすいといわれます。ぜひ、**自然を感じながら、スローペースでのんびりと活動しませんか。**

プチ心ほぐし情報　「自律神経専門整体師　前田祐樹」のYouTubeが癒やされるらしいよ。

のんびり活動で心ほぐし

寝る前は
デジタル
デトックス

忙しいとき
ほど
ゆっくり動く

1時間に
一度は
伸びを

食べ物を
じっくり
味わう

好きなことを
する時間を
作る

休日には
自然を
満喫

ぼーっとする
時間も
大事

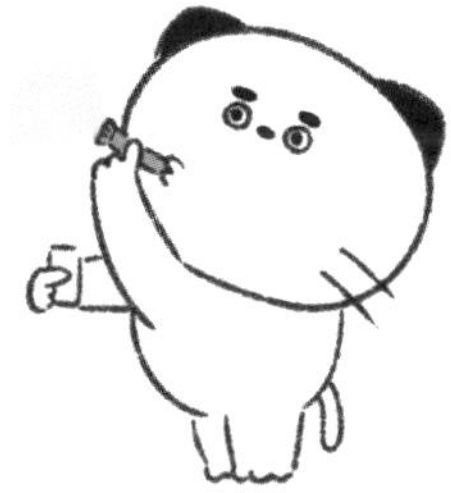

詳しくは
PART4 心がほぐれる
ルーティン へ

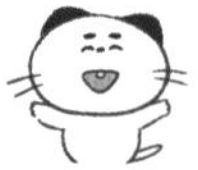

ほぐれた心でいれば幸せの好循環が訪れる

〝心のコリ〟を抱えていると、「幸せになんてなれない」と思いがちです。これは、脳がそう仕向けるためで、あなたのせいではありません。だから心に無理を強いる必要はありませんが、**〝心のコリ〟は軽いうちにほぐすほうがラク**です。

そこで、たった14秒で心のコリをほぐせる、とっておきの方法を紹介します。**「ポジティブ・メモリーズ」といって、過去に経験した気分がよかった記憶を14秒間思い出すだけ**です。実践すると気分がよくなるだけでなく、ストレスホルモンのコルチゾールが抑制されることも実証されています。

心のコリがほぐれると直感が冴えてアイデアも湧くので、前向きに行動を起こすことができるでしょう。すると笑顔になれ、さらに笑顔の輪も広がります。幸せは求めてよいですし、ほぐれた心でいれば自然と幸せの好循環が訪れますよ。

プチ心ほぐし情報　両腕を前に伸ばしてから一気に開くと、目の前がパッと明るくなる。

ほぐれた心で幸せループをつかもう

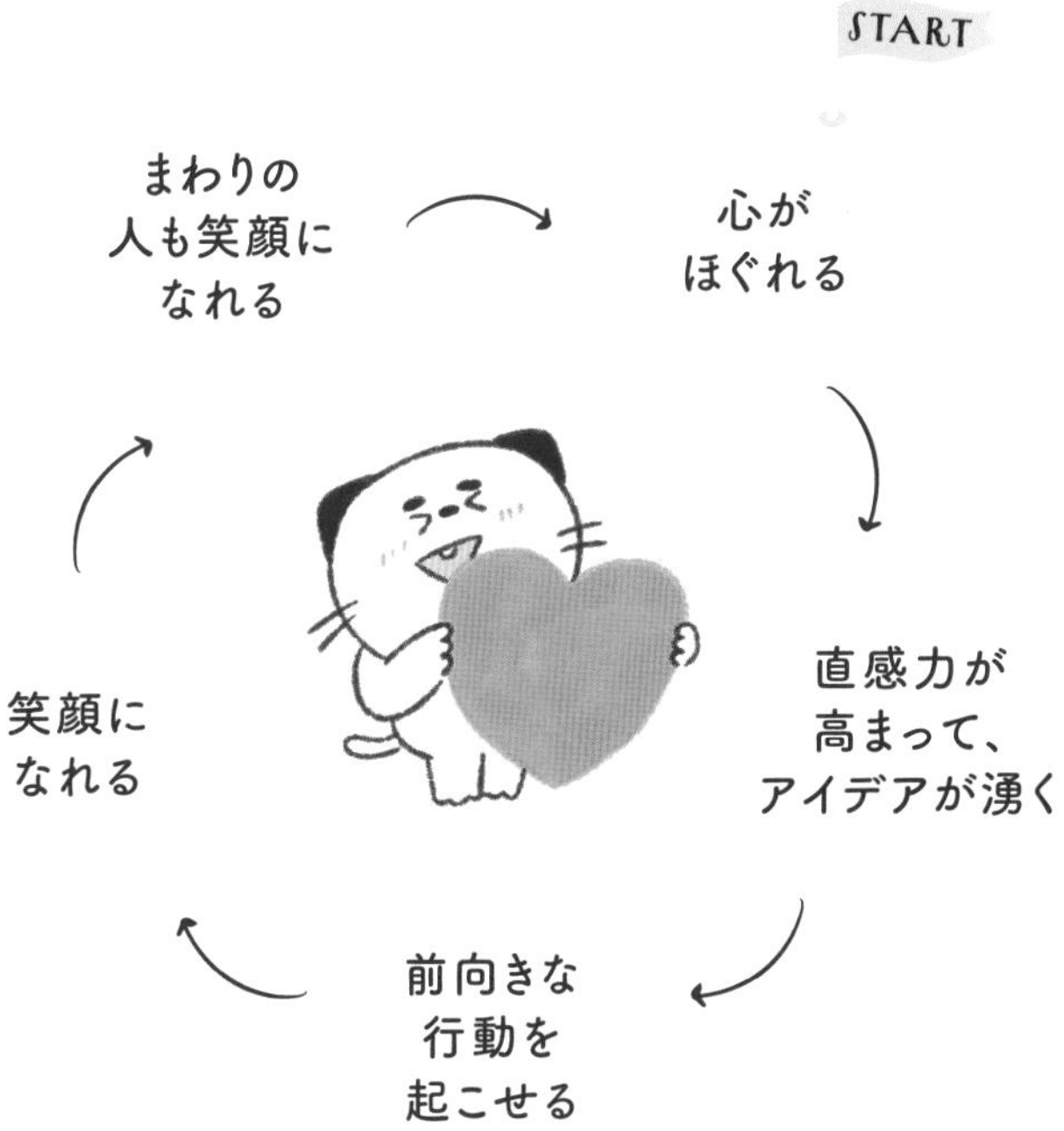
START
心が
ほぐれる
直感力が
高まって、
アイデアが湧く
前向きな
行動を
起こせる
笑顔に
なれる
まわりの
人も笑顔に
なれる

ときには“心のコリ”が生まれるけれど、
心のほぐし方を知っていれば大丈夫！

COLUMN

自律神経の整え方 春

新生活の始まりは生活リズムを大切に

KEYWORD

肝

環境の変化などのストレスから、五臓のうちの「肝《かん》」が弱りがち。肩コリや目の不調を起こしやすいので、肝の働きを妨げる疲労や睡眠不足に注意を。

起こりやすい症状

肩コリ
めまい
目の不調
お腹の張り
筋肉のこわばり
イライラ

冬が過ぎ、陽の光が優しく降り注ぐ春。草木が芽吹き始め、人の体も同じように活発になります。新生活が始まり、環境の変化も大きな時期でしょう。新しいことを始めるにもぴったりな季節です。

その半面、気持ちがゆらぎやすい季節でもあります。新生活に一刻も早くなじもうと心身に無理を強いると、「五月病《ごがつびょう》」といわれる不調が起こることも。

自律神経は大きな変化に弱いので、とにかく生活リズムを崩さないことが大切です。また、何でも完璧にやろうと自分を追い込まないようにしましょう。困っていることは一人で解決しようとせず、信頼できる人に相談してください。

寒暖差に適応できる体を維持するには、早起きしてウォーキングをするなど、軽い運動がおすすめです。

PART

2

自律神経を整える「心の処方箋」

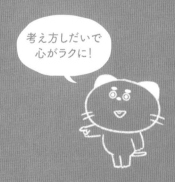

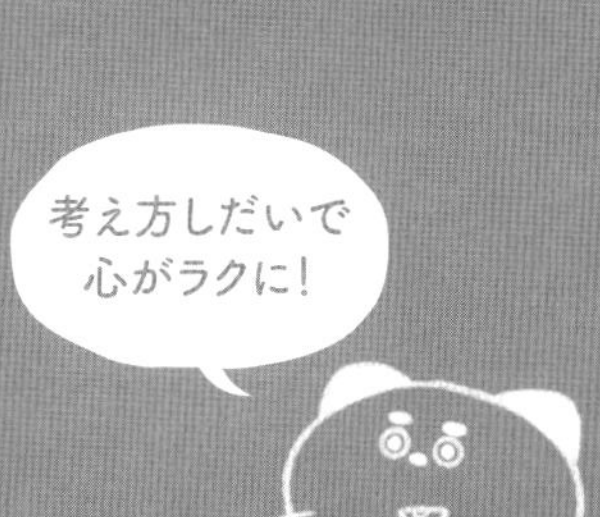

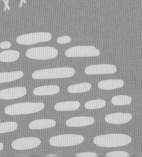

心のコリを生む
CASE

01 「できます!」と笑顔で答えて頼まれごとを断らない

あなたは人の期待に応えたいと思うあまり、無理をしていませんか?

自分のことだけでもいっぱいいっぱいなのに、人から頼まれごとをされたら、自分のことを後回しにしても「できるよ。大丈夫だよ」と引き受けていませんか?


まじめで優しい人ほどそうなってしまいますよね。

何とかしてあげたいし、喜んでもらいたい。

自分がいっぱいいっぱいの状態でも、何とかしようとしてしまいます。その結果、心身をすり減らしてしまうこともあるでしょう。

よく、〝ポジティブに取り組むことは、心身への負荷がかからない〟なんていわれることがありますが、そんなことは決してありません。

コップに水を注ぎ続ければいつかこぼれるように、ポジティブかネガティブかは関係なく、一人の人間ができることや受け止められることには限度があります。

むしろ、前向きにがんばっているときほど、心身のキャパシティの限界が近づいていることに気づきにくいものなので、注意してほしいのです。

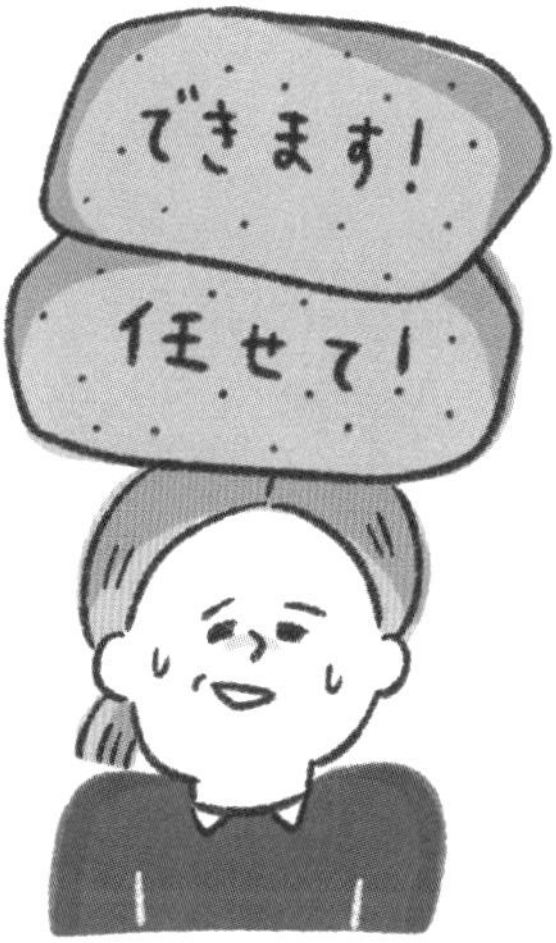

だから、心身の容量に空きがなくなる前に、**できないことがあればできないと“断る勇気”が必要です。**

それを我慢すると、結果的に心が苦しくなって自律神経も乱れていきます。断ったら嫌われる。親切じゃない気がする。そこまで、深く考えなくていいんです。**自分の心と体を守ることが最優先なので、できないことを「できない」という自分を許してあげてほしい**のです。

とはいえ、責任がともなう仕事のことでもありますし、人間関係をこじらせないためにも、できないことをどうやって相手に伝えるかは重要なポイントです。報告を先延ばしにして、ギリギリになって「できない!」と泣きつくのでは、相手を困らせてしまいます。

できるだけ早い段階で自分の状況を伝えるのが、相手への思いやりある対応でしょう。このときに申し訳ない気持ちを述べることは必要でしょうが、自分を責める必要はありません。

ほかの仕事の納期と重なって作業時間を割けないというように、相手が理解できる理由を明確に伝えれば十分です。ここまではできるけれど、ここからはできないなど、できる範囲の分量を伝えることで仕事量を交渉できれば、相手にかかる負担も減らせます。**誠意ある対応で断れば、あなたに対する評価や信頼感が下がることはありません。**極端に不安がらないでくださいね。

心の処方箋

前向きにがんばることも、
心と体を疲弊させる一因。
自分のキャパシティを把握して、
ときには〝断る勇気〟を持って！

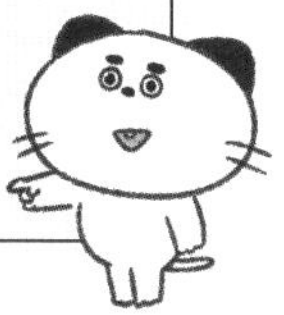

心のコリを生む
CASE
02 できないことに囚われてできることに目を向けない

自律神経を乱して心身に不調をきたしやすい人の特徴はひとつに限りませんが、共通するのは〝謙虚さ〟を持ち合わせていること。これは「謙虚は美徳」と考える日本特有の社会で育ち、人から嫌われないように無意識に身に着けてきた自分を守る術《すべ》でもあるのでしょう。しかし、**謙虚というレベルを超えて「自分はダメな人間だ」と卑下するのは自分の心を傷つける行為**です。

家事や育児をしながら、仕事をしているにもかかわらず、すべて中途半端だと自分を責める人。大した仕事もしていないのに、つらいと思う自分は弱い人間だ

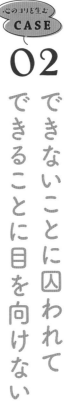

と言う人。あの人はいつもニコニコしているのに、私は些細なことで愚痴ってしまい「なんて心の狭い人間なんだろう」と落ち込む人。シチュエーションはさまざまですが、自分のことをあらゆる面で卑下してしまっています。

私から言わせると、がんばりすぎなくらいがんばっている人たちです。

がんばっているのに自分を認められない傾向は、皮肉なことにまわりの人から評価される有能な人ほど多いようです。というのも、有能で自分の力量がわかる人ほど、まわりの人と比較して〝自分は無能だ〟と思い込み、「いつか自分の無能さがバレるのではないか」と余計な不安を抱えやすいからです。

加えて、悪いことは自分のせい、よいことは全部まわりのおかげと、自分の評価を低くして他人との差を大きくするのも特徴です。

自分はできない、ダメだ。価値がないと思う人は、**自分のよさが見えていないだけ**です。**〝できていないこと〟に囚われてしまっているだけ**です。

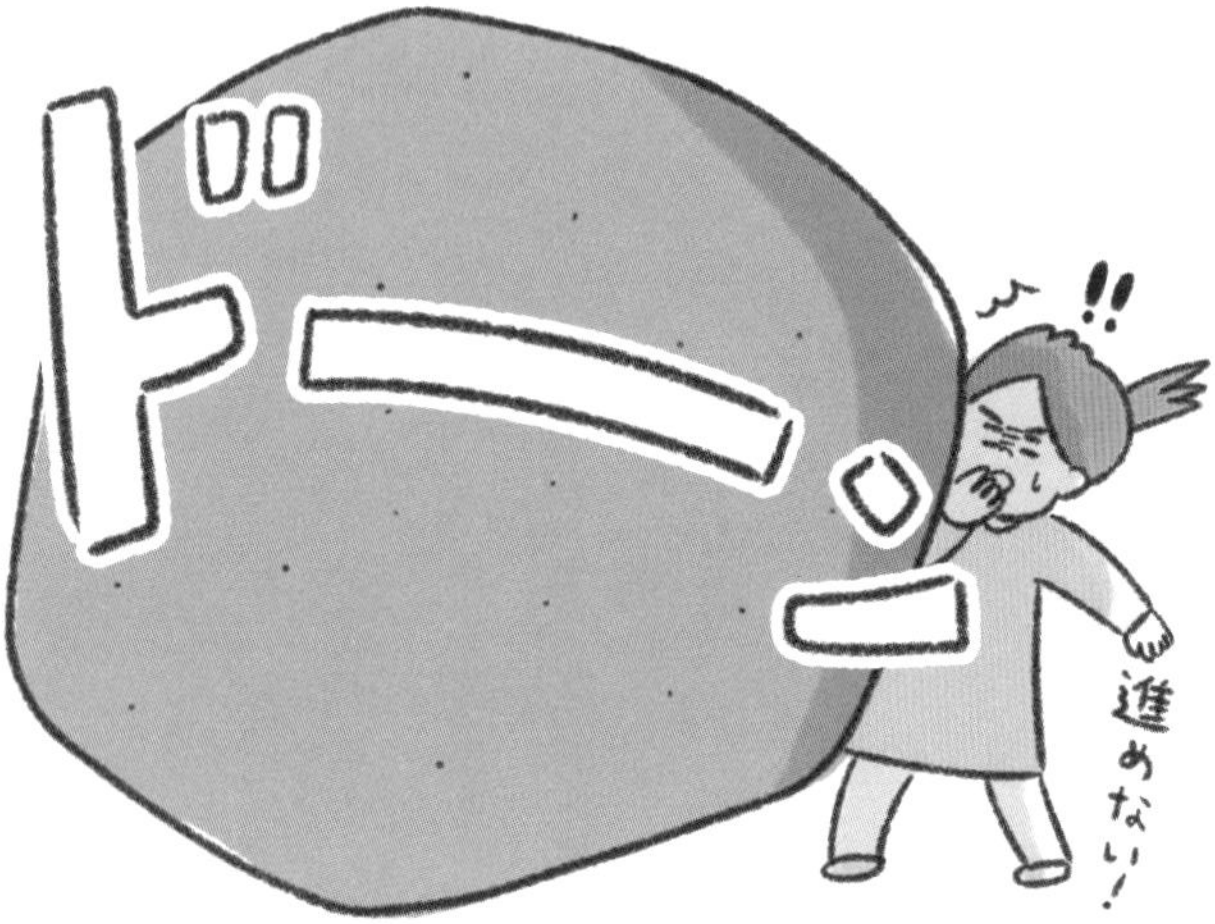

「囚」という漢字が人を囲って塞いでいる状態を示すように、目の前に山のように大きな岩を置いたら、自分の小ささにおののき、前に進めない気持ちにもなるでしょう。

でも、足元に小石を置くのなら、軽やかに飛び越えられるものです。

視点を変えて、小さくてもできていること、よいところに目を向けて認めてあげませんか。ご飯を食べられた。起きられた。今、この本を読んでいる。究極を言えば、生きているということで十分です。少なくとも「何もできない」という、思い込みを外すことができますから。

自分を褒めることが苦手な人が多いですが、**些細なことでかまわないので、できたことや長所を探して褒めることをくり返してください。自分に自信を持てるようになります。**ちなみに、人から褒められたときも〝謙遜〟なんて不要です。「ありがとうございます！」と、素直に受け取って心のパワーを高めてください。

心の処方箋

「○○ができた私はすごい！」
些細なことでよいので
できたことを褒めるうちに、
自分に自信を持てるようになる。

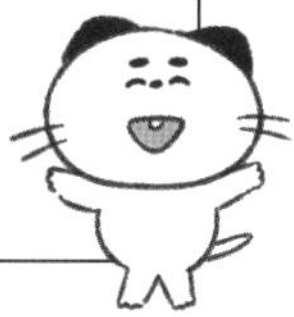

心のコリを生む CASE 03

よくない出来事は悪いことの前兆と決めつける

寝坊して出かける時間が遅くなり駅までダッシュしたのに、電車が遅延していて動かない日があるとしましょう。

「まぁ、そんな日もあるよね」と受け流せばよいものの、なかには「今日の私はツイていない。きっとほかにもよくないことが起こるに違いない」と悲観したり、さらには「そういえば先週付き合いが長かった得意先を後輩に引き継ぐことになったし、もしかしたら、異動させられるのでは？」「私は必要とされてないいんだろうなぁ。そのうち、クビになるかもしれない。そうなったら、どうしよう…」などと、悪いことの想像が次から次へと頭に浮かんできて、勝手に不安でいっぱいになっていく人がいます。

客観的事実に基づけば、電車が遅延しただけの話で、なんで異動の話になるの？と、話の展開が飛躍した〝笑い話〟と受け取れるでしょう。

しかし、実際ちょっとしたネガティブな出来事を経験することが引き金になって、雪だるま式に悪いことが起こる未来を想像して、余計な不安を募らせる人がいます。

普段はそうは思わなくても、心が疲れていると、このような思考に陥ることがあるものです。

思い込みの力は強烈です。

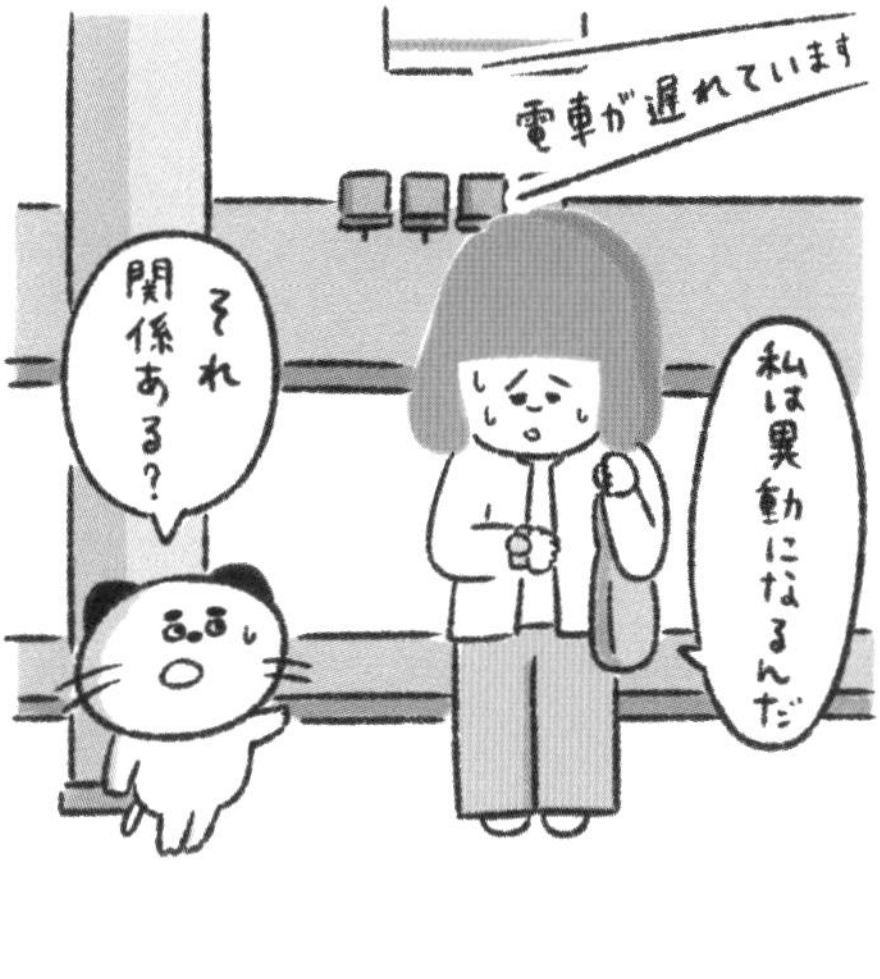
電車が遅れています
私は異動になるんだ
それ関係ある？

普段から「私はこの先よくないことが起こる」と思い込んでいれば、脳はそれに合致する情報を探して優先的に通過させます。

寝坊したこと、電車が遅れたこと、取引先を後輩に引き継いだことはすべて、この先によくないことが起こるサインだと関連づけるように脳は仕向けるのです。

心を健全な状態で維持するには、負の情報を探して関連づけるループは断ち切っていきたいですね。もし、こうしたループにはまって心がつらくなるときは、**「それって関係ある？　関係なくない？」と自問自答してみてください**。

日常的には、自分の理想やポジティブな未来、目標達成した姿を思い描いて宣言する**「アファメーション」**を習慣にすることも有効です。

本格的なアファメーションのやり方は専門書に任せますが、「絶対にうまくいく」「なんとかなる」「ツイてる！」と、自分に対して言葉をかけるだけでOKです。

日々くり返すことで自然とポジティブな考えや言葉の使用が増えるだけでなく、

脳が勝手にあなたにプラスになる情報を探すようになっていきます。

「寝坊した↓いっぱい寝られた。ラッキー」「電車が遅延した↓走らなくても間に合うようになっていたんだ。さすが私。ツイてる！」というように、**一見よくない出来事だと思えることも、見方を変えたら楽しい気分になれる**かもしれません。

心の処方箋

「絶対にうまくいく」と
自分を信じることで、
うまくいかない未来を想像する
自分とすんなりお別れできる。

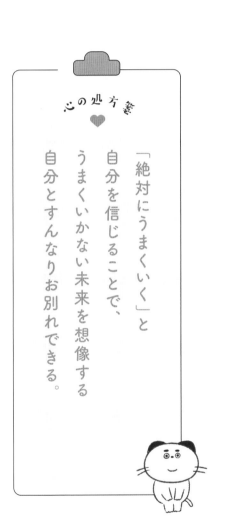

思考・行動パターン ＞＞「～すべき」「～あるべき」に拘束

心のコリを生む CASE

04 理想の自分を目指し「べき思考」のルールに縛られる

人間である以上、だれだって成功したいし、間違うことは恐いです。だから、がんばって目標を達成すべきで、間違わないように注意深く行動すべきです。人には優しくすべきだし、自分の役割はきちんと果たすべきです。

「～べき」の内容は、幸せな人生を送るために理にかなっているように思えます。なぜなら、〝もっとよい自分になるために当然のこと〟だからです。

そして、自分が決めた守るべきマイルールとして、行動を規制します。

「～べき」を守ることで、すばらしい未来が待っているように見せかけてくるのが常套手段なのです。

さらに**「〜べき」とささやく一方で、「〜べきでない」とほのめかしてもきます。**

不安になるべきではない。仕事がイヤだなんて思うべきではない。疲れていても休むべきではない。要するに、「もっとできるでしょ！」とけしかけてくるわけです。

ここまで読むと、「〜べき」が嫌いになりますね。それでいいです！

ですが、「べき思考」は日常にう

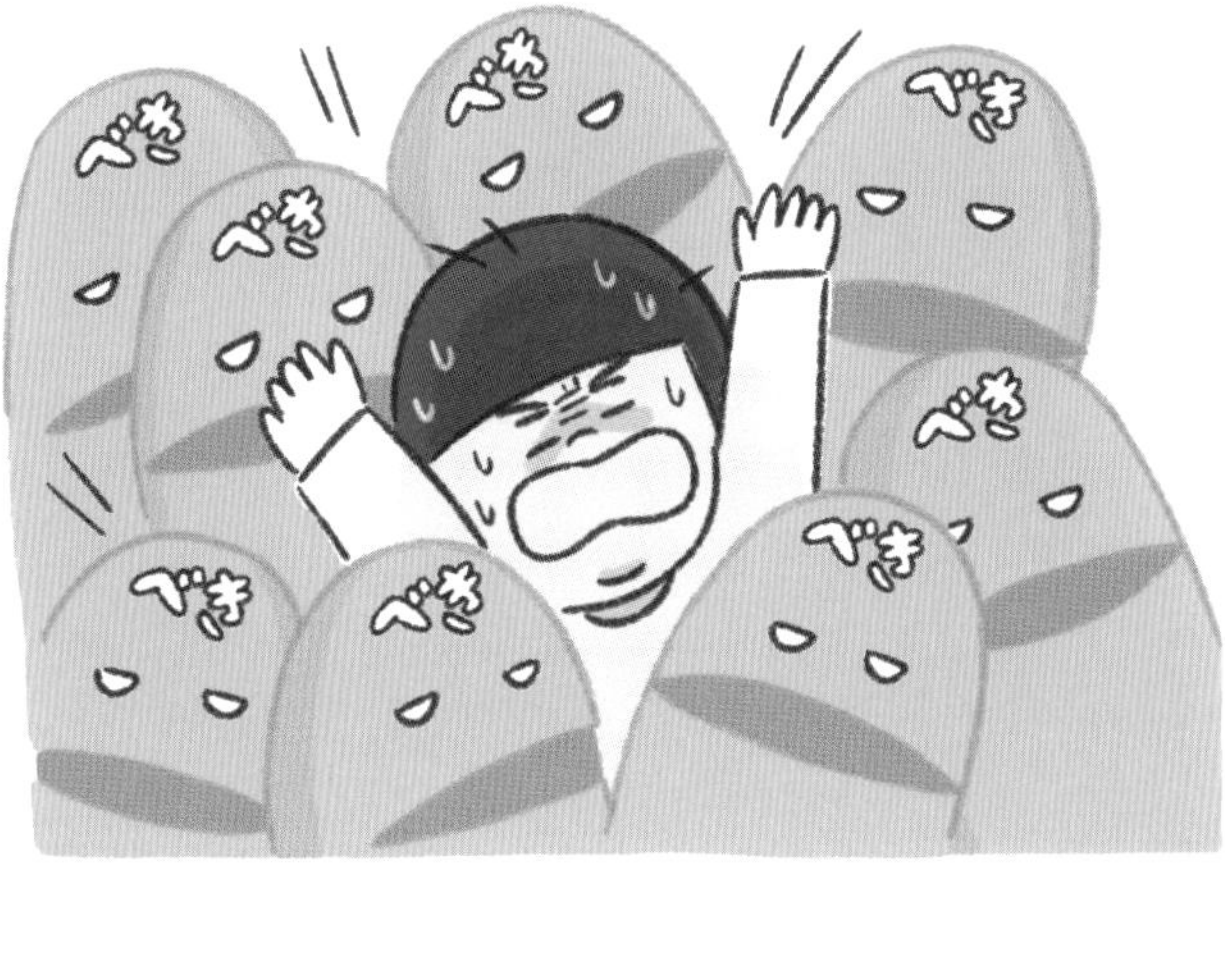

まく溶け込んで身を潜ませるため、非難の矛先が「〜べき」に向かず、「〜べき」のとおりに行動できていない〝自分自身〟に向きやすいのです。

そして、知らず知らずのうちに、あなたの心を苦しめることがあるのです。

だから、**心と体がつらいときこそ「〜べき」をしなくていいことにしてください**とお伝えしています。

「今日はしんどいから、片付けはやめていい」
「気になるけど、目をつぶろう」
「人に優しくすることを、今日は後回しにしよう」
それでいいんです。だって、**心と体の健康が最優先**ですから。

ただ、それだけでは自分がダメになっていくように感じて、不安になってしまうかもしれませんね。だったら、自分に余裕があるときは「こうしたいな」「ああしたいな」と考えて、ストックしておくのはいかがでしょう。**心身が元気なときには、「～べき思考」に強制されるのではなく、自発的な意思にしたがって取り組んでみてください。**

そして、取り組めたときには、自分を褒めることもお忘れなく！　それが、心の栄養になり、本当にあなたを幸せな未来に連れて行ってくれる糧になりますよ。

心の処方箋

「～べき」のささやきになんて
耳を貸さず、
心身がつらいときはやめていい。
やれるときには自発的に行う！

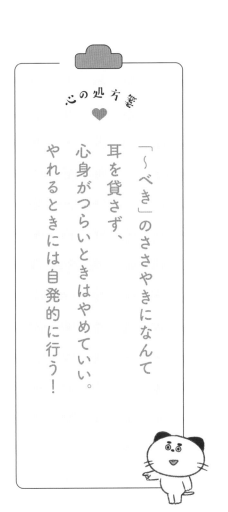

心のコリを生む
CASE

05 強すぎる正義感はあなた自身を苦しめかねない

思考・行動パターン ＞＞ 物事を〝白か黒か〟で判断する

ちょっと想像してみてください。担当する仕事の締め切り日が近づいているのに、前段階の資料作りを担当しているAさんからの提出が遅れていて、自分の作業が進まないとき、あなたはどう感じますか？

不安になったり、イライラしたりするかもしれません。作業が遅いAさんを責める気持ちが生まれ、自分は残業を余儀なくされると悲観し、ひいては今回の締め切りを守れなかったことによる将来への不安まで募らせるかもしれません。

これは、人に迷惑をかける行為は〝悪〟だという前提に基づくものです。

子どもの頃から幾度となく教え込まれ、社会規範として当たり前といえる「人に迷惑をかけてはいけない」というルール。でも、それを守らないといけない、守らない人はダメと正義感を強くすることが、かえって自分の心を苦しめることがあります。

私たちは、無意識のうちにあらゆる物事を「白か黒か／善か悪か／全か無か」に分けていることがあります。でも、強い正義感から二者択一の思考に陥ってストレスを抱え、自律神経を乱すこともあります。

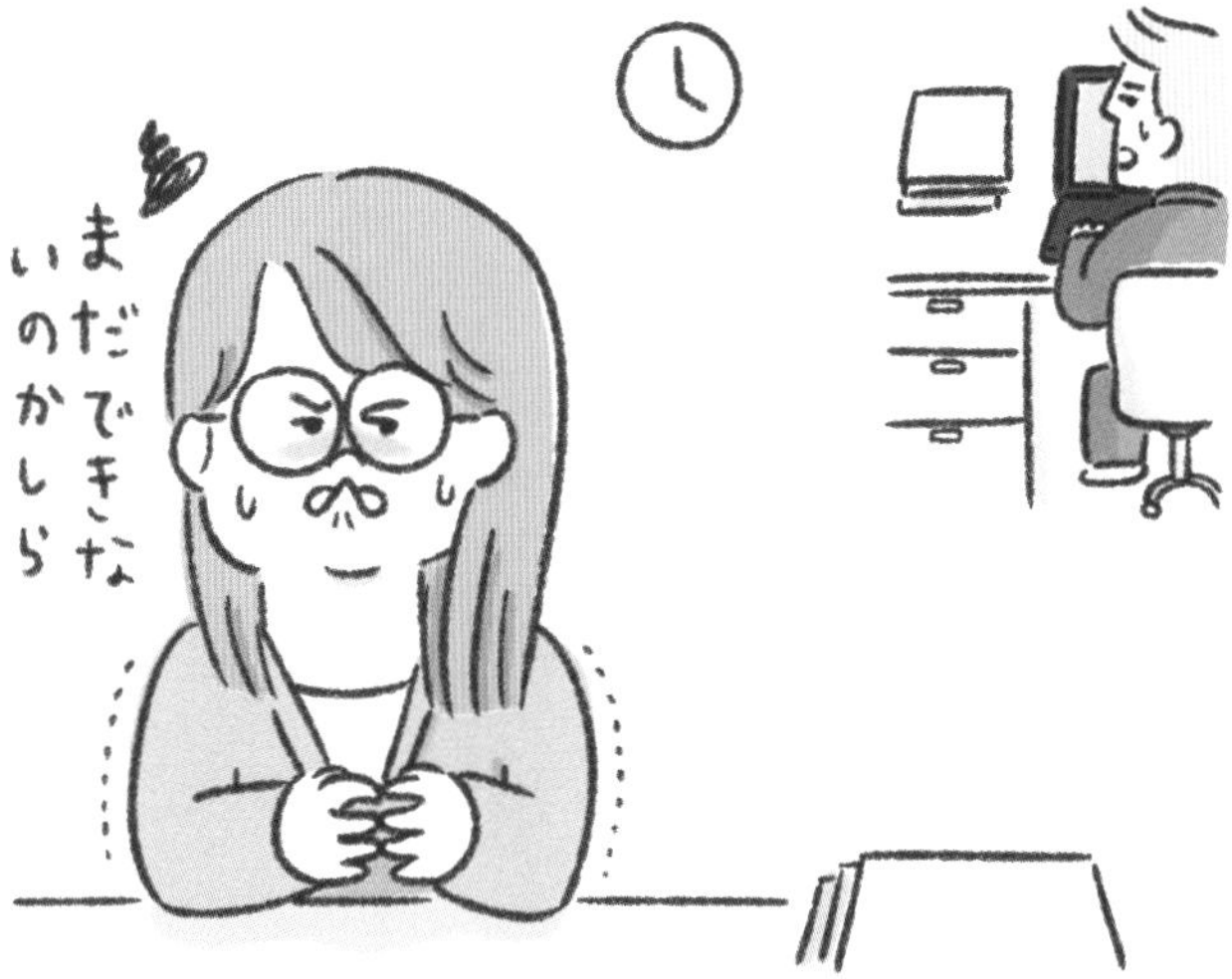

冒頭で挙げた例を構造化してみましょう。

資料の提出が遅い社員Aさんに対して、「Aさんは仕事が遅い。だから、間に合わない。よって、私は残業をしなくちゃいけない。私が間に合わなかったら、私の昇進はないのに……」と思い、不安とイライラを募らせました。

ここでは「Aさん＝仕事が遅いから〝悪い〟」「私が締め切りに間に合わない＝私の未来は〝ない〟」という、2つの二者択一思考が働いていることがわかります。

でも、Aさんからの提出資料が現状まだなだけで、締切に遅れたわけではありません。イライラする前に、直接Aさんに提出のタイミングを確認して、少し時間がかかりそうなら、先に別の仕事を片付けておくこともできるでしょう。自分の仕事に余裕があるのなら、手伝ってあげることもできるかもしれません。

しかも、仮に間に合わなかったとしても、一度の失敗で人生がゼロになるなんて、なかなか考えられることではありませんね。

私たちの生きる世界に二者択一で判断できることなんて、そう多くはないのです。むしろ**〝白か黒か〟で世の中を見ていると、自らの視野を狭めてしまい、結局は自分の心を苦しめる**ことになりかねません。

グレーで不確定だからこそ優しくなれるし、思いがけない出会いが生まれるものです。それが〝人生のおもしろさ〟だと、ふわっと考えてみませんか。きっと、カラフルな色とグラデーションの世界が広がっていますよ。

心の処方箋

世の中も人の心も
「白／黒」「よい／悪い」
だけじゃ決められない。
新しい選択肢を探しながら楽しんで！

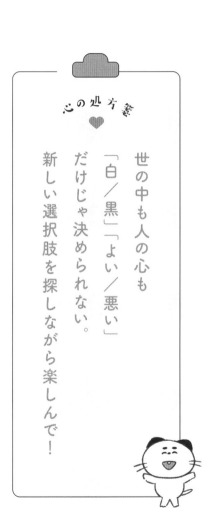

思考・行動パターン ≫ 自分の気持ちにフタをする

心のコリを生む
CASE
06 人の顔色をうかがって決断できない

世の中には、人の話を聞かない人がいる一方で、人の顔色をうかがいすぎて、自分の気持ちにフタをしてしまったり、決断できなかったりする人がいます。

ひとりの人間として好感を持てるかどうかは別として、**人の話をあまり聞かず、自分の思いどおりに行動する人のほうが、心身の健康を保ちやすいのは事実**です。

本当はだれの意見にも左右されず、自分の思うままに意見を述べ、決断していくことが心へのダメージが少ない方法かもしれません。

でも、それを簡単にできないのは、いわば〝本能〟によるものです。

私たちはひとりでは生きていけません。

だから無意識のうちに、意見をぶつけることを避け、まわりの人の意見に合わせて調和をとろうとするところがあります。

こうした点は表裏一体で、空気を読んで人間関係のバランスをとれるよい面として評価される一方で、本当は違う思いや願望があってもそれを表に出せないことで、心が苦しくなるよくない面でもあります。

でも、**大切な決断の場にあって、自分の気持ちを押し隠してしまうなら、それは将来にわたって後悔をともない、心身に不調をきたすことにもなる**ことをお伝えしたいと思います。

ちなみにこれは他人からの意見だけに限らず、自分の心の中の悪魔がささやく、「本当に大丈夫なの？　やめたほうがいいんじゃないの？」という声を含めて、本当の自分の心を救うことにも通じます。

たとえば、密かに起業したいと思っているけれど、家族からは「安定した仕事を続けてくれて助かるよ」なんて言われたら、なかなか自分の思いを口にできないでしょう。

自分の心の中でも、本当にやっていけるのか、迷惑をかけるのではないかと不安が渦巻くかもしれません。

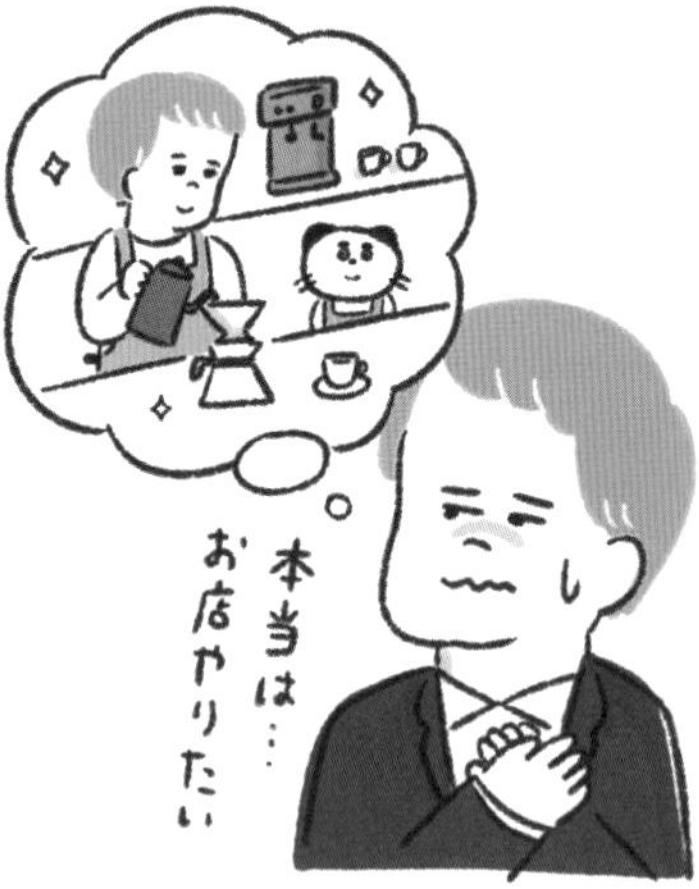

でも、**〝やってみたいという思いが少なくとも1%はある〟**という本心を大切にしてほしいと思います。**「やりたい!」と思ったときがタイミング**なのです。

ひとくちに決断といっても、人生を大きく左右する決断もあれば、昼食は何を食べようといった些細な決断までさまざまでしょう。

どんな決断であれ、もし迷いが生じるときには、**「体によいこと、心によいほうを選ぶ」という基準を持つとよい**と思います。

自分の心身が健康でいられるように、素直に自分の心を汲み取ってあげませんか。ちなみに、一日中あらゆる決断をくり返している脳は、夜間に疲れのピークを迎えます。**大切な決断は夜ではなく、朝行うほうがいい**ですよ。

心の処方箋

顔で笑って、心で泣いて
自分の心にフタをしていませんか？
「こうしたい」という思いを大切に
心身が健康でいられる決断を！

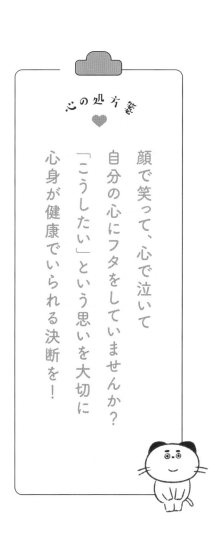

思考・行動パターン >> すぐカッとする

心のコリを生む CASE

07 怒りっぽく感情をコントロールできない

今まではそんなことがなかったのに、最近、怒りっぽい。怒りが込み上げてくるとなかなか抑えられず、人やモノに当たってしまうことがあるという人は、すでに**心が疲れているサイン**です。

いつもなら気にならないようなことに過剰な反応を示してしまうのは、その出来事を乗り切るだけの心の余裕がなくなっているからです。

「アンガーマネジメント」という怒りを抑える心理テクニックがあり、具体的には、怒りが湧いてきたときに「6秒数える方法」を聞いたことがある人もいるか

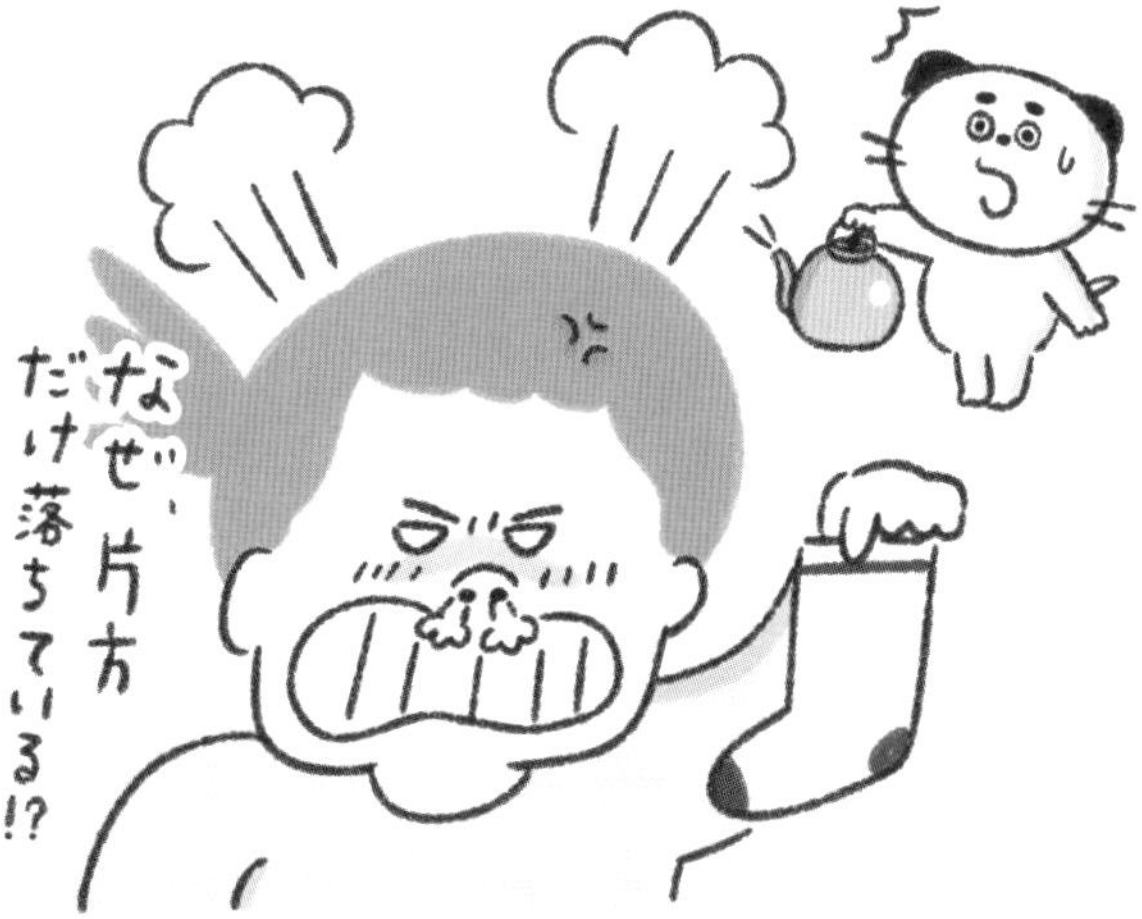

もしれません。

この手法によって、怒りのピークをやり過ごせる場合もあります。ただ現実的には、6秒数えたところで怒りがきれいさっぱり消え去るなんてことはありません。

だからといって、怒りに任せて当たり散らしていいわけもありません。後々、何であんな言い方をしてしまったのだろうとか、モノに当たってしまったのだろうと、自己嫌悪に陥るのが関の山。心の疲労を積み重ねるだけだと思います。

そんなときは、**別の行動をしてみることをおすすめします。じっとしていると、余計に自分の感情を手放せなくなる**ものです。

意識的にでも別の行動をとることで、自然と怒りモードのスイッチがオフになります。外に出て散歩をしてもいいですし、洗濯や掃除をするなど、少し体を動かせることなら何でもかまいません。

実際、体を動かすと内臓や血管の働きがよくなり、達成感が湧くとともに「エンドルフィン」という脳内物質が放出されて快感を生じ、体のストレス反応が抑えられることも示されています。

ふとした瞬間に怒りが再燃することもあるでしょうが、最初の怒りのレベルからは数段下がっているものです。ぜひ、試してみてください。

一般的に怒りはネガティブな感情と敬遠しがちですが、怒りの感情を持つことは、悪いことではありません。人間である以上、喜怒哀楽はあって当然です。

ただ、暴走する感情に任せて怒っている状態から一歩抜け出せたら、**何に対して怒っているのか、感情の底にあるものを見つめてみましょう。**

怒りの背景で、自分が相手に対して〝勝手に何かを期待していた〟ことに気づくかもしれません。「相手が悪い」という思考停止の状態から、自分自身の問題として捉え直すことで心がほぐれることもありますよ。

心の処方箋

怒りっぽいときは
心が疲れているサイン。
怒りが収まらないときは
別の行動をとってモードをチェンジ！

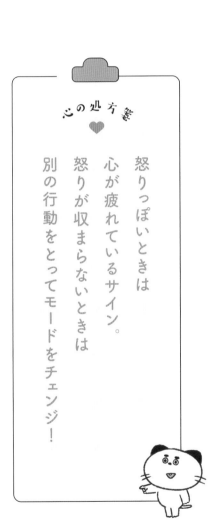

心のコリを生む CASE 08

高い共感性と繊細さで心も体も疲れやすい

「音やにおい、光などのちょっとした刺激にも反応しやすい」
「人の感情に敏感で共感しやすく、影響も受けやすい」
「感受性が豊かな半面、不安にもなりやすい」

こうした特徴は**環境や周囲の出来事に対して敏感に反応しやすい気質の持ち主に見られ、〝とても敏感な人〟を意味する「HSP（Highly Sensitive Person）」と呼ばれています。**

この概念を提唱したアメリカの心理学者であるエレイン・N・アーロン博士の

調査によれば、程度の差こそあれ、全体の15～20％、つまり5人に1人はこの気質を持っていると示されています。

心身の不調を訴えて私の整体院にいらっしゃる方の中にも、こうした繊細な気質をお持ちの方が多いように感じています。

繊細な方は色々なことに敏感に反応して、四六時中、体に余計な力が入りがちです。ストレスを抱えやすいだけでなく、体も強く緊張させやすいようです。

そのため、**心のケアとともに、体をゆるめるアプローチも有効です。体の緊張をほぐすことで、脳をリラックスさせ、心身をラクにする助けになります。**

具体的には、PART3で紹介する「後頭部をゆるめるケア（142ページ）」や「鎖骨をゆるめるケア（156ページ）」を実践して、体をこまめにほぐしてあげてください。心も体も疲れやすいので、休息をしっかりとることも大切です。

繊細さは生まれ持った気質なので変えられませんが（変える必要もありません）、

日常で感じるつらさは、対処法を知っているとラクになれます。

特に強い共感性によって、悲しい映像を見て引きずられてしまうことは、できるだけ避けたいですね。

すべて自分ごとと捉えず、「人は人、自分は自分」と、意識的に線引きする練習をしてみてください。何度もくり返すことで、しだいに他人と自分の境界線を引けるようになります。

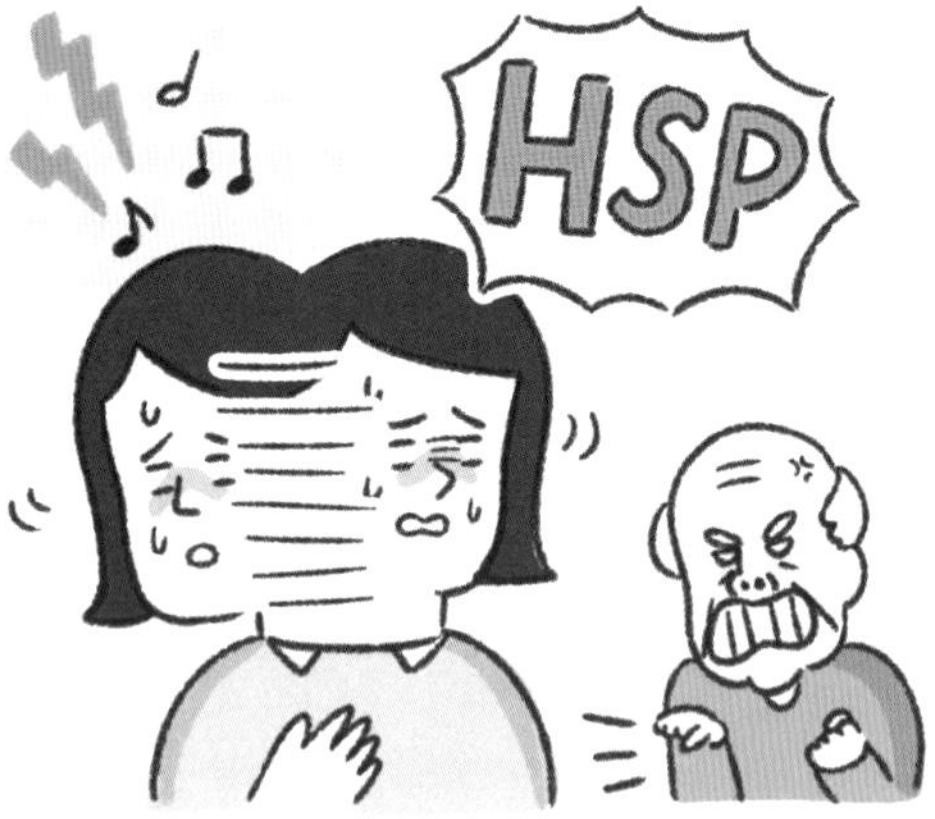

うまくいかないときは、〝気分が下がる情報を遮断する〟のもひとつの手です。テレビのニュース番組は、ハッピーなニュースよりも事件や事故などの情報を優先的に伝えるものです。あえて見ないことで、自分を守ることも必要でしょう。

忘れてほしくないのは、繊細な人にはたくさんのプラス面があるということ。**ほかの人が見逃す些細なところに気づいて細かな配慮ができる、相手の気持ちを察するからこその優しさを発揮できる、芸術的なセンスに長けるなど、すばらしい面がたくさんあります。**こうした点を認めて肯定しながら、無理せず心身を労ることで、魅力をさらに発揮される方たちなのだと思います。

心の処方箋

相手の気持ちに共感できる
優しさを持つあまり、
心身をすり減らしがち。
無理せず、自分のペースを守って！

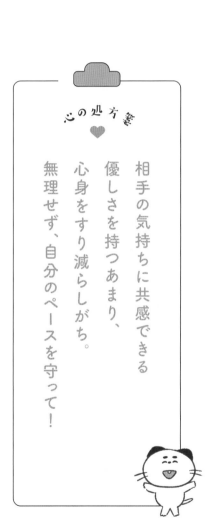

思考・行動パターン ＞＞ ネガティブな感情を持つ自分を責める

心のコリを生む
CASE
09 くよくよして前向きになれない自分が嫌い

頭では「がんばって前に進まなきゃ！」「こんなことでくじけちゃいけない」とわかっているつもりでも、ひとりになるとネガティブなことをくり返し思い出しては、くよくよと考え続けてしまう。そして、そんな自分に嫌気がさして、またひとつ自分を嫌いになる……。こんなことをくり返すうちに、ベッドから起き上がることもつらくなってきている、あなたへ。

あなたはとてもがんばっています。きっとあなたは否定するでしょうが、私から伝えたいことは、**あなたは十分がんばっているから褒めてあげてほしい**ということ。一度ゆっくり呼吸をして、両手で自分の体をハグしてください。

もし体が冷たかったら、もう一段きつく抱きしめて、温めてあげてください。そして、心の奥底の声を聞いてあげてください。その声がSOSを訴えているなら、だれか信頼できる人に助けを求めてください。もう、ひとりでがんばらないで大丈夫ですから。

悲しみ、怒り、つらさ、嫌悪感などのネガティブな感情なんて消えてなくなればいいのに、と思うことが

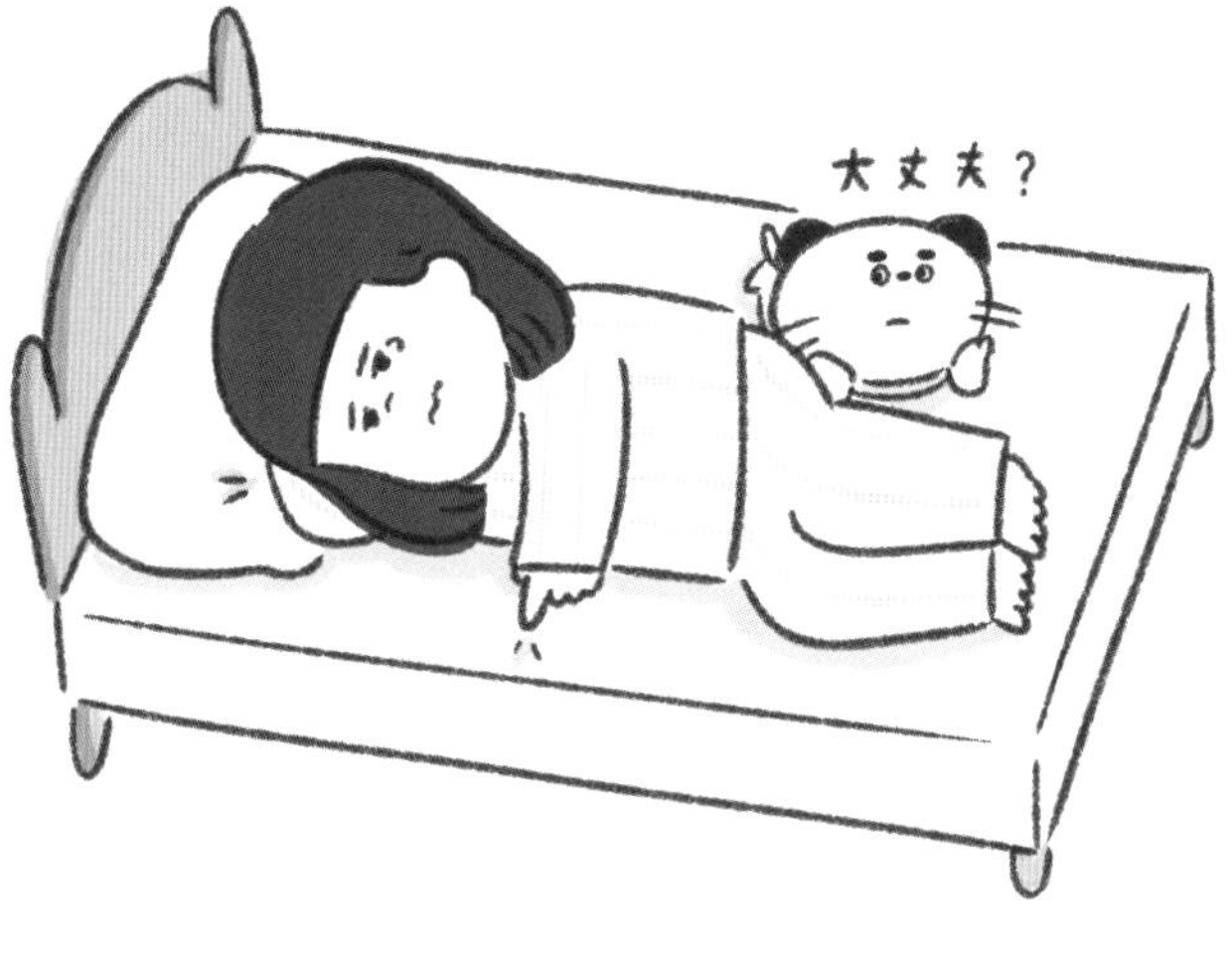

あるかもしれません。

自分を嫌な気持ちにさせる感情がなくなって、ポジティブな人間になりたいと思うかもしれません。でも、**単にネガティブな感情を押し込めて、無理やりポジティブ思考を目指してもうまくいきません。**なぜなら、本当の心はネガティブなまま置いておかれて見向きもされないためくすぶったまま、何らかのタイミングで暴走するかもしれないからです。

ネガティブかポジティブかを問わず、何らかの感情を抱くのは人間の宿命です。感情に出てくるなというのは、草に「伸びるな」、花に「咲くな」と言っているのと同じこと。人間として生きるために与えられた機能を使うな、というのは無理な話なのです。もちろん、そんな必要もありませんしね。

ではどうしたらいいかというと、**感情そのものではなく、感情への反応の仕方を変化させることで、湧き出る感情とうまく付き合いやすくなります。**つらいという感情があるときに、「くよくよする自分が悪い」と責めるなら、苦痛は上乗せされてさらにつらくなります。

まずは「つらかったね」と自分の心に共感してから、「感情を持つのは人間だから当然のこと」と認め、そのままの自分を抱きしめてください。すると、ぽっと心に余裕ができて、自然と次の一歩に進みやすくなるものです。

心の処方箋

ネガティブな感情を責めたり、
見ないふりをしなくていい。
ありのままの自分を認めて、
抱きしめてあげて！

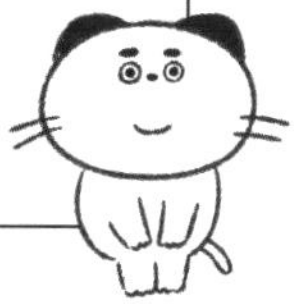

思考・行動パターン ▽▽ 一度にたくさんのことをやろうとする

心のコリを生む
CASE

10 やることが多すぎて頭がパンク寸前

仕事の締め切りに、家族の世話、日常のあらゆること、それだけで手一杯なのに、スマホにはしょっちゅうメッセージが届きます。SNSの更新通知や、ネットサイトのセール案内、推しアーティストの最新情報……。

忙しいのに、気になっちゃう！　ということが、きっと日常にはありますよね？

月並みではありますが、「忙しい」という漢字が〝心をなくす〟と書くように、日々、やらなくてはいけないことで頭をいっぱいにしているとストレスが増え、自律神経は乱れていきます。

それだけでなく、忙しいとイライラして、人に優しくできなくなります。

一度に「あれも、これも」といろんなことをやろうとすると、頭は酸欠になって、パニック症状が出やすくもなります。

だから、**忙しいときほどゆっくり過ごしてください。**

とお伝えしたところで、「そんな悠長なことを言ってはいられない！　世の中に取り残される」と、矢継ぎ早に反論されそうです。

忙しさがもてはやされる現在の社会において、「ゆっくり焦らず、立ち止まりながら心身を休める」なんてことは、世間に逆行すると受け取られるでしょう。

それでも、**最優先にすべきは心と体の健康**です。

心身をすこやかに保つには、エネルギーを上手に出し入れしていくことが大切です。**エネルギーをためるには、どうしても休憩が必要**です。

体をゆっくり休めるのもいいですし、自分の好きなことをする時間を作るのも有効なエネルギーの補給法です。

自分のために時間を使うのは贅沢に感じて後ろめたいし、忙しいのにそんなことをしたら、時間が足りなくなると思うかもしれません。

でも、**自分を大切にすればストレスが減り、脳にゆとりが生まれるので、やれることが増えます**。「急がば回れ」とは、よく言ったものです。

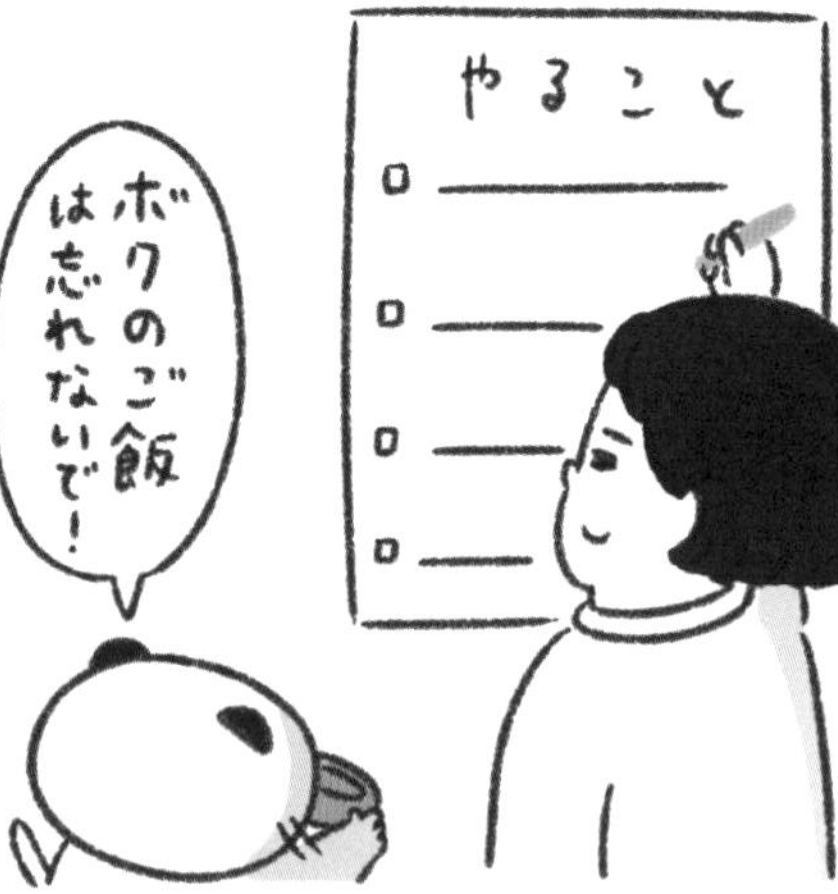

忙しさで頭をいっぱいにしないためにやれることは、ほかにもあります。

順不同でかまわないので、**やることをとにかく書き出しましょう**。

そして、**いったん深呼吸してから、ひとつずつ見つめて優先順位をつけます**。

ほうっておけるものは、ほうっておいてOK。できなかったことは仕方ないと割り切って、順番にひとつずつ片付けていってください。

自分が苦手なことは、極力やらないのも得策です。逃げではなく、とても賢明な判断です。苦手なことは任せたり、代わりを探したりしましょう。苦手なことに取り組むよりも、得意なことに励めば、心身は疲れにくいものです。

心の処方箋

忙しいときほど
焦らずゆっくり進んで。
自分を大切にすると
脳にもゆとりが生まれる！

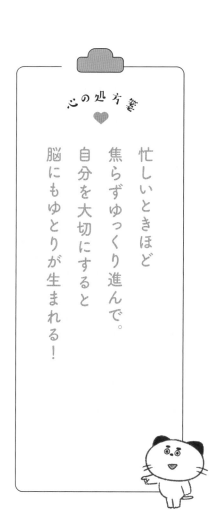

思考・行動パターン≫執着心が強い

心のコリを生む
CASE

11 こだわりが強く柔軟に物事に取り組めない

自律神経を乱して、心身に不調をきたす人の中には、特定のことに強いこだわりを持つ人が少なくありません。

執着する対象はさまざまですが、たとえば健康情報から知識を得て、徹底的に肉食を拒んだり、玄米以外は口にしないなどの極端な食事をする人がいます。もちろん、それが体質に合っている人はよいのですが、明らかに栄養バランスを欠いて不調が出ているにもかかわらず、だれに何を言われようと、頑として食事を変えようとしないことがあります。

他人と自分の意見に食い違いがあるときに、相手が折れるまで自分の意見を通そうとすることもあります。

こだわりが強い人は、主張があり、自分に自信があるように思えますが、実は反対のことが多いです。

自分に自信がないため、周囲の評価を気にして、人、モノ、お金に執着する傾向が強まるのです。

それでも心身に不調をきたすのは、これさえあればと信じていても、どこかに満たされない思いがあるため、心身にひずみが生まれるのでしょう。

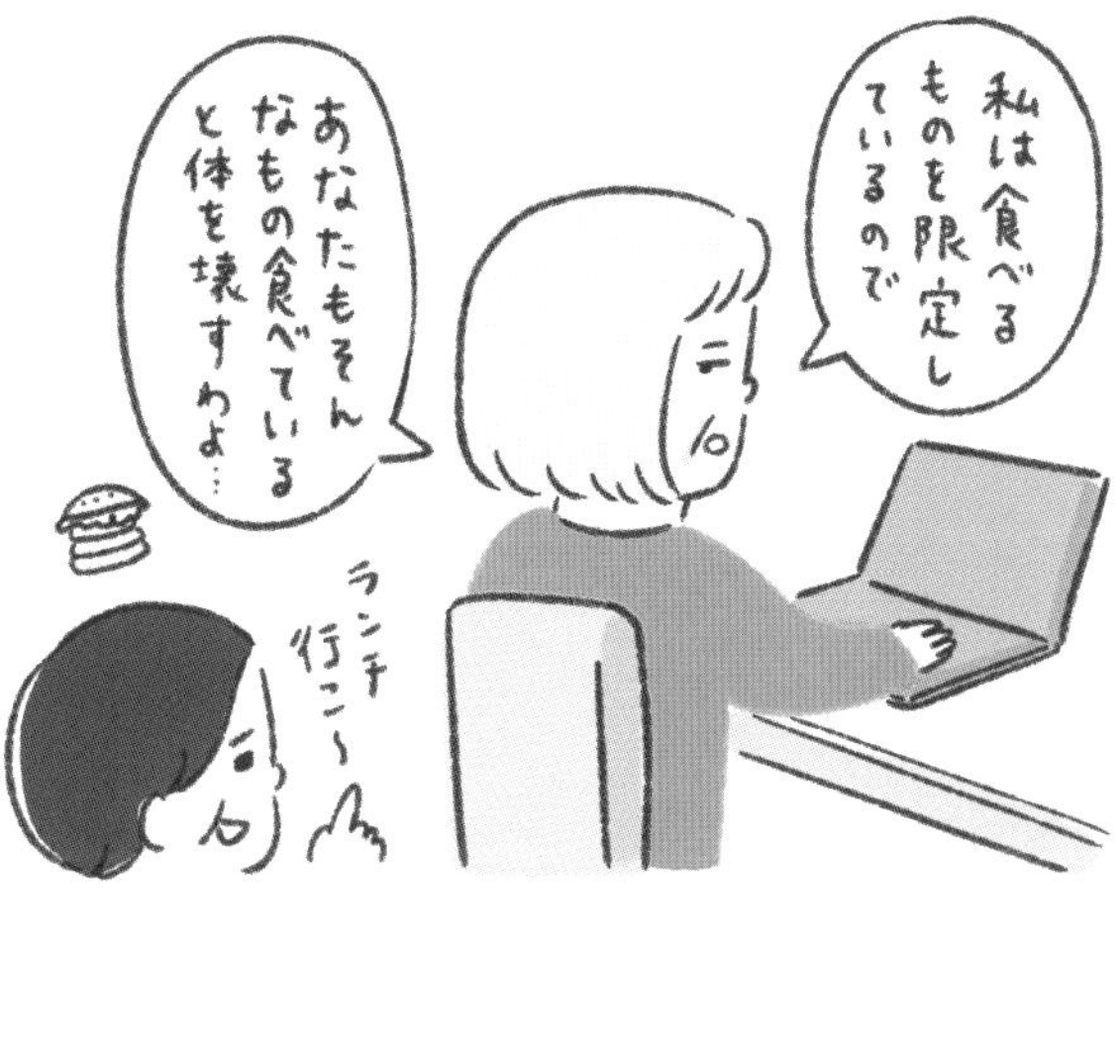
私は食べるものを限定しているので
あなたもそんなもの食べていると体を壊すわよ…
ランチ行こ～

それでも、自分のこだわりを手放すことは容易ではないのです。

だからこそ、そうした**執着から解放されると、一気にラクになれる**ことをお伝えしたいのです。私は心身の不調を改善していくたくさんの方々の姿を見てきましたが、劇的によくなる方は、とても〝素直な人〟たちです。

ご自身が何かに執着していると気づき、それを手放そうと努力した方は、私がちょっと背中を押すだけで、勝手によくなっていきます。

一方で、**何かに執着し続ける人は治りにくい**のです。

ですから、本当に必要だと思ったときには、とりあえずこだわりを捨てて、やってみる素直さが必要なことを相手に直接伝える場合もあります。

執着を強くしている過去のトラウマを抱える人には、家庭環境や過去の経験を聞いて、どうしてそういうこだわりを持ちやすいのかを探ることもあります。そこから、考え方の選択肢を増やせるようなサポートをしています。

本当に強い心には、柳のようなしなやかさがあります。瞬間的には強風であおられても、また元の場所に戻ってくることができます。何かに執着している心は、対象物がなくなった途端にポキッと折れかねません。**物事にはよい面と悪い面があったり、選択肢はひとつではないと理解したりすることで、心の柔軟性が培われていく**はずです。

心の処方箋

特定のことに執着することで
自分の心を苦しめている。
選択肢を広げる挑戦をすることで
心が一気にラクになる！

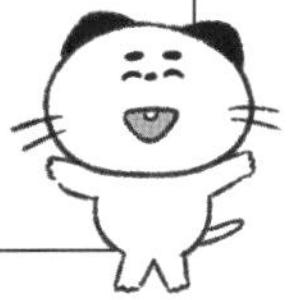

思考・行動パターン >> 人のために尽くす

心のコリを生む
CASE
12 やってもらうより相手にしてあげることが好き

相手のために何かやってあげるのは好きなのに、やってもらうのは苦手だという人は多いです。相手に甘えたり、頼みごとをするのも不得意かもしれません。

相手に何かやってほしいとお願いするのは、相手からよく思われないのでは？と気が引けることもあるでしょう。でも、**相手の気持ちを聞いてもいないのに、自分の憶測で判断するのがよいとは限りません。**

こういう場合、相手は意外と気にしていないことが多いものです。無理な依頼なら無理だと返答されるだけなので、深く考えすぎずにお願いしてみればいいと思います。むしろ、お願いされたら頼られたことを喜び、相手も誇らしい気持ちになるものです。

あなたもそうではありませんか？

良好な人間関係を築くコツは、「Give&Take」です。

どちらかだけが一方的にやるのでは、その関係性には滞りが生じて循環しません。**肉体だけでなく、心も人間関係も循環させることが〝コリ〟を生まない秘訣**だと思っています。

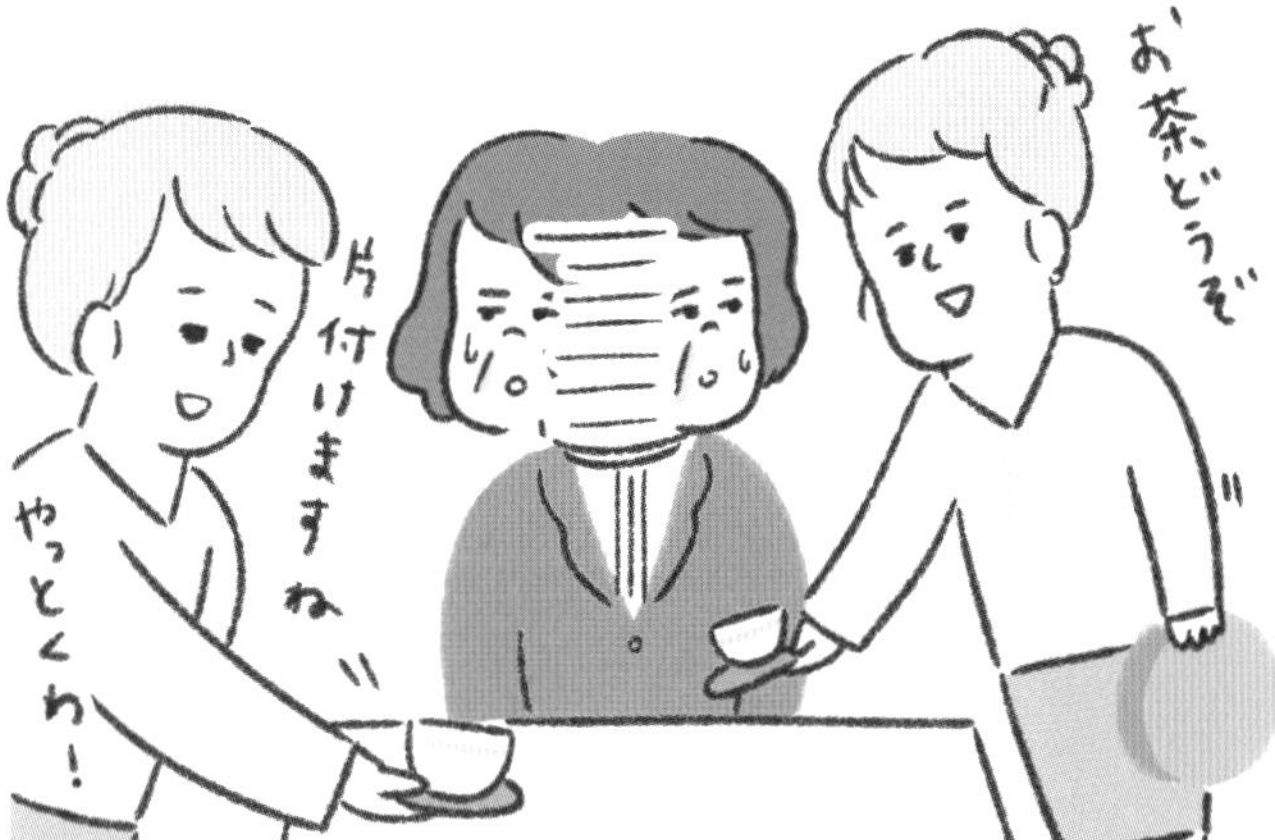

循環することではじめて人間関係が円滑になり、あなたも相手もラクになれるものです。

一方で、**与える喜びを知っているのはすばらしい**ことです。

相手に何かをしてあげることで、満足感が高まり、ストレスが軽減することもあります。自分の心身を犠牲にしてまで相手に尽くすのはタブーですが、相手のためにやってあげたいことがあれば、それをやめることはありません。

その代わり、**相手から何かをしてもらうことも喜び**にしてくださいね。

ひとつ注意してほしいのは、やってあげることを優しさと勘違いしないことです。自分がやってあげることで相手は困ることが減るし、喜んでくれるからと、なんでもかんでもやってあげるのは、相手に自分を価値ある人間として認めてほしい〝承認欲求〟の表れのことがあります。

あるいは、密かに相手を自分の思いどおりにしたいという、〝執着心〟からのこともあります。どちらも本当に相手のことを大切に思っての行動ではなく、一歩間違うと依存性の高い関係になりかねません。

くり返しになりますが、**良好な人間関係は持ちつ持たれつ**です。**相手に頼りきらず、お互いにひとりの人間として尊重し、助け合える関係**でいましょう。

心の処方箋

良好な人間関係のコツは
Give&Take。
やってあげるだけでなく
やってもらうことも喜びにして！

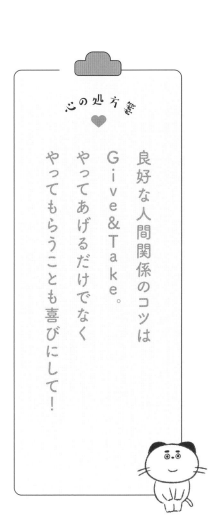

思考・行動パターン ▽▽ モヤモヤし続ける

心のコリを生む
CASE
13 自分だけ損している気がしてモヤモヤが消えない

作業の大半は私がやったのに、最後に自分の手柄のように成果をひけらかす社員、みんな同じような状況なのに私だけを叱責する上司、忙しいと言って家事を私に押し付けるパートナー……。〝自分だけが損な役まわり〟をしていると感じていたら、気分はすぐれないことでしょう。

「自分だけが損をしている」「自分は悪くないのに、まわりの人のせいで……」という思いが抜けなくなっているなら、心身はすでにお疲れな状態です。

まずは、今の自分が限界だということに気づいてください。

慢性的に心が晴れない状況が続くときは、**どんなストレス発散方法をしたら、気分がよくなるのかを探っていく**ことをおすすめします。

「話題のレストランにランチに行く」「好きなアーティストの曲を聞く」「家族や友人、同僚に話を聞いてもらう」「部屋の掃除をする」「映画を見る」「好きなアニメを見る」「読書をする」「いつもはしないけれど昼寝をする」「ヨガをする」「カラオケに行く」「日記を書く」など、最低でも10個以上は挙げてください。

数は多いほどよく、できるだけリストアップし、メモしておきます。

そして、再びモヤモヤを感じるストレスがかかったときに、ひとつずつ実行していってください。

実行したら、**その気晴らし方法によって心がどんなふうに変化したか判断するところまでセットで行うことがポイント**。やってみてあまり気分が変わらなかったら次のものを試せばいいし、うまくいったならその方法を続けてOKです。

なんとなくその場の思いつきで気晴らしをするのではなく、次はこれを試すと事前に決めておいて「トライ&エラー」をくり返すという、この一連の流れが実はとても大切。

単純に自分に合った気晴らし方法を探し当てられるうえに、前向きな気持ちで挑戦することで、失敗をくり返しても経験を積み重ねることの大切さを感じられることもあります。

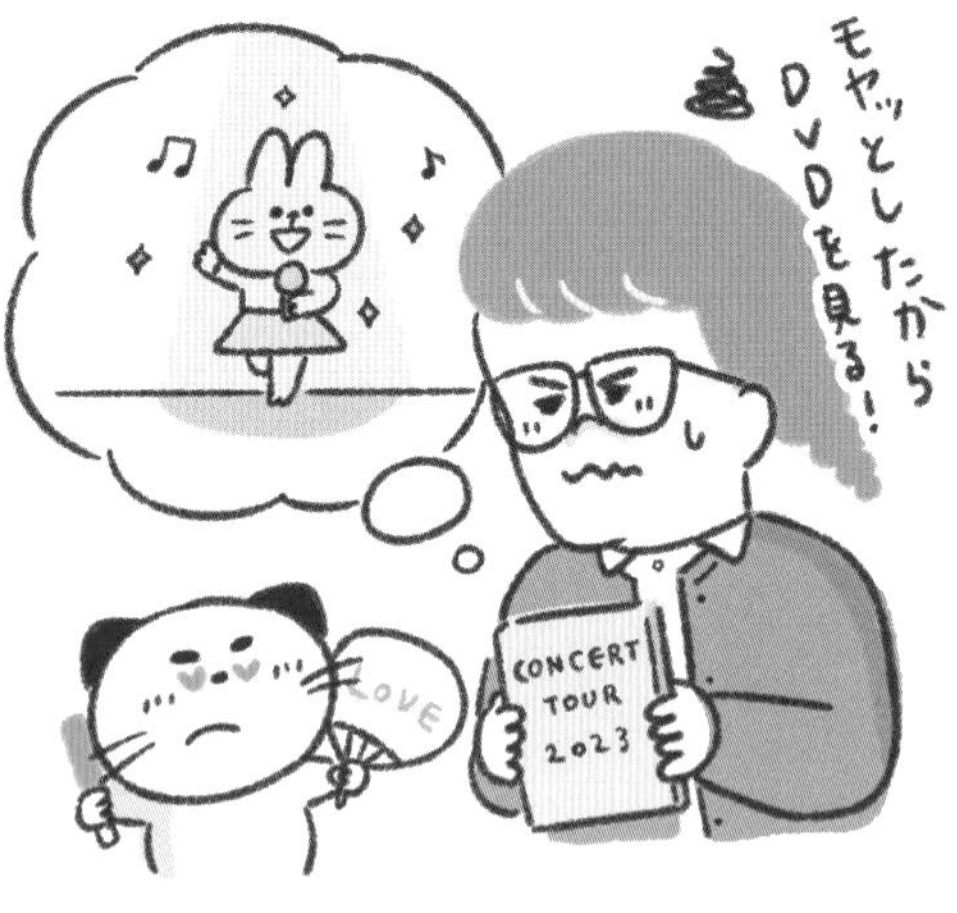

モヤッとしたからDVDを見る！
CONCERT TOUR 2023
LOVE

とにかく行動することは、新しい世界を知るチャンスでもあります。自分でやってみたいことばかりなのですから、モヤッとしたらひとつ挑戦し、またモヤッとしたら次に挑戦……と、自分へのご褒美のつもりで続けてみてください。

お酒でうさばらしや愚痴を言いまくることでスッキリするなら、それもひとつの方法です。色々な発散方法を持つことは悪いことではありません。

ただ、お酒や甘いものは依存しやすいので、その点は節度を持って楽しむまでにとどめるのがよさそうです。

また、愚痴は自分に跳ね返ってきやすいこともお伝えしておきますね。

心の処方箋

モヤモヤしたときに
気晴らしできそうな方法を
リストアップしてひとつずつ挑戦。
自分に合うものを探し当てて！

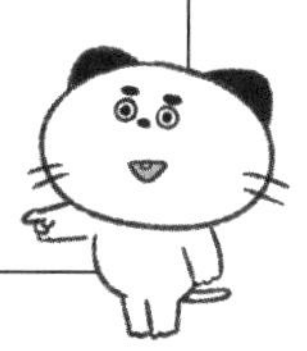

思考・行動パターン >> 本来の自分でない自分を演じる

心のコリを生む CASE

14 SNSの世界でキラキラした自分を演じている

自分の好きなことを投稿したり、共通の趣味を持つ世界中の人とつながって楽しく交流できるツールのSNS。本来はストレス発散にも貢献するはずのSNSですが、**SNSによってかえって心身を疲弊させる「SNS疲れ」を感じる人も増えている**ようです。

SNS疲れの原因は、SNSに投稿された内容と今の自分を比較して自己嫌悪に陥ったり、少しでも幸せに見せるために背伸びをした投稿をしてしまったり、不用意な書き込みをして第三者から叩かれてしまったりと、多岐にわたります。

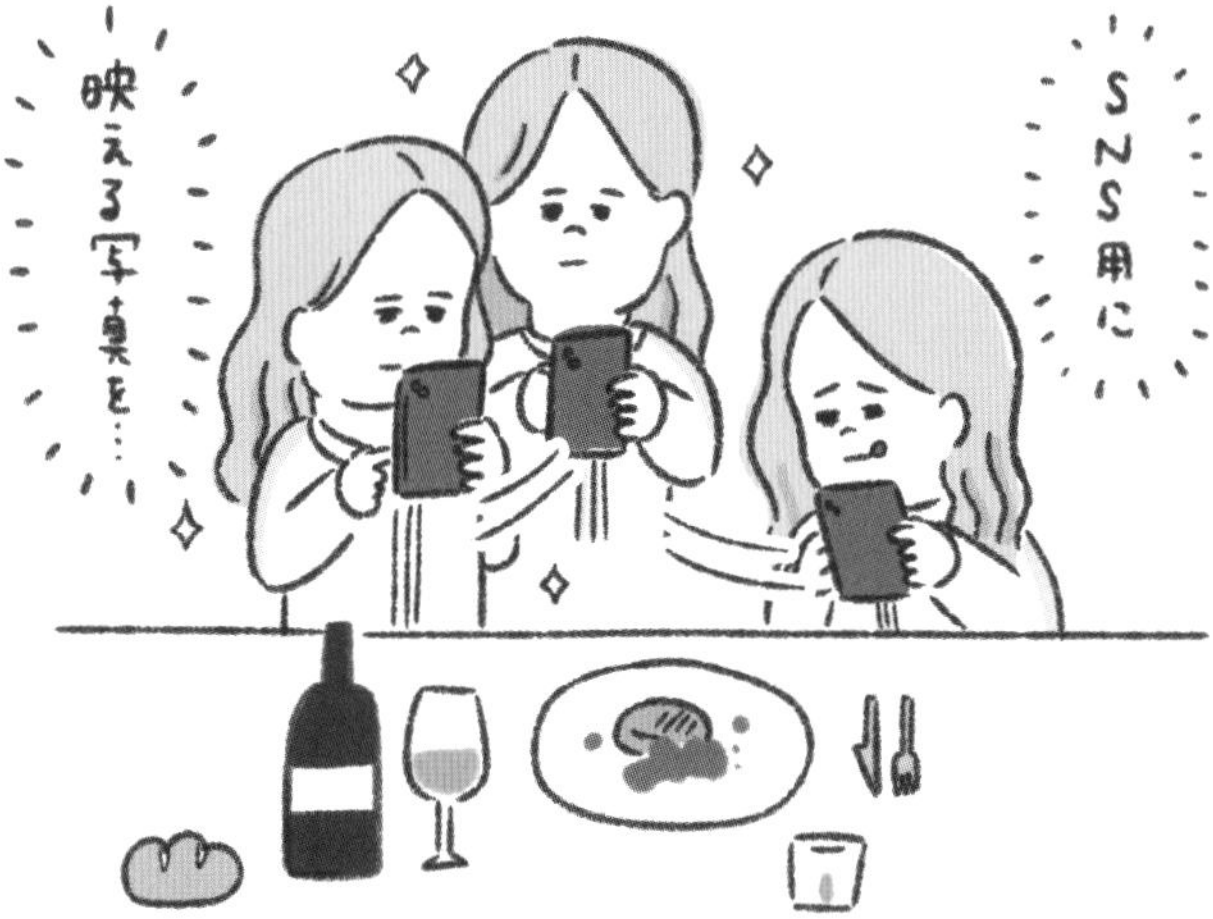

私自身も動画を配信しているため、ときに攻撃的なコメントが書き込まれることもあります。あまり気にしないようにしていますが、やはり気分がいいものではありません。

SNSに限りませんが、**私たちは無意識にだれかと何かを比較していること**がよくあります。学歴や出世スピード、居住エリアなど、日常は比較のオンパレードといっても過言ではありません。

比較すること自体はやむを得ない

ことかもしれません。ただ、比較するとどんな気分になるかは、きちんと理解しておくほうがいいと思っています。

あの人ほど地位が高くない、同級生なのにあの人は高級車に乗っているなど、上ばかり見て比較していれば、心にとって苦痛ばかりです。

SNSの世界でくり広げられる素敵な暮らしぶりと比較して、負けないように〝映《ば》える〟自分を演じているのなら、心身が疲れてしまうのも当然です。

本当の自分と違う自分を演じていると疲れるだけでなく、その仮面によって本当の自分がわからない状態にもなりやすいです。これはとても悲しいことです。

反対に、自分よりも大変そうな人と比較して優越感に浸ったところで、やはり得るものはありません。

結局、他人と比較してもむなしい気分しか生まれないのです。

本当に大切なのは、自分が幸せでラクでいることではありませんか?

人生は自分を磨くこと。自分の魂を磨くことです。**自分で自分に満足できる言葉や行動を選び取っていくことで、人と比べなくても自信を持てるようになれたら最高**ですよね。

とはいえ、脳の特性上、今後も比較ぐせが顔を出すことはあるでしょう。だからといって、比較する自分はちっぽけな人間だと責めないでください。

心の処方箋

比べるのは
他人とじゃない。
昨日の自分より
ひとつ自分磨きができたら最高!

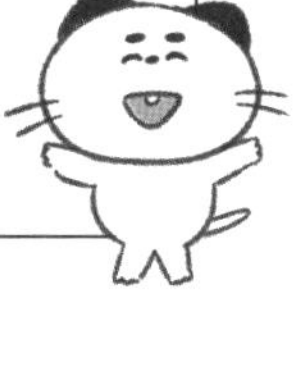

思考・行動パターン ▽▽ 将来を悲観する

心のコリを生む CASE 15

昔の自分を思い返して行く先を不安に感じる

「昔はいくらでもアイデアが出てきたのに、どうして今はこんなに考えても浮かんでこないんだろう？　先が思いやられる」

「少し前までは楽しんでやれたのに、なぜか今は苦痛でしかない」


過去の自分と比べて、「なぜ？」「どうして？」変わってしまったんだろうと、思い悩むことがあるかもしれません。

そして、今がこんな状態だったら、これから自分の行く先はどうなってしまうんだろう……と、将来への不安も渦巻くかもしれません。

老いを含め、生きている以上、変わっていくことをだれも止められません。確かに若いときのほうが環境に適応しやすいですし、脳も柔軟で、体力だってあるでしょう。歳を重ねるにしたがって、心も体も柔軟に対応できなくなることが増えていくものです。

とはいえ、過去の自分と今の自分を比べて、ただ悲観するのは悲しいことです。それよりも、**意識を向けてほしいのは〝今〟です。**

「今やりたいことは、何なのか？」
「今できることは、何なのか？」
「今自分が楽しい、幸せだと感じることは何なのか？」ということに、

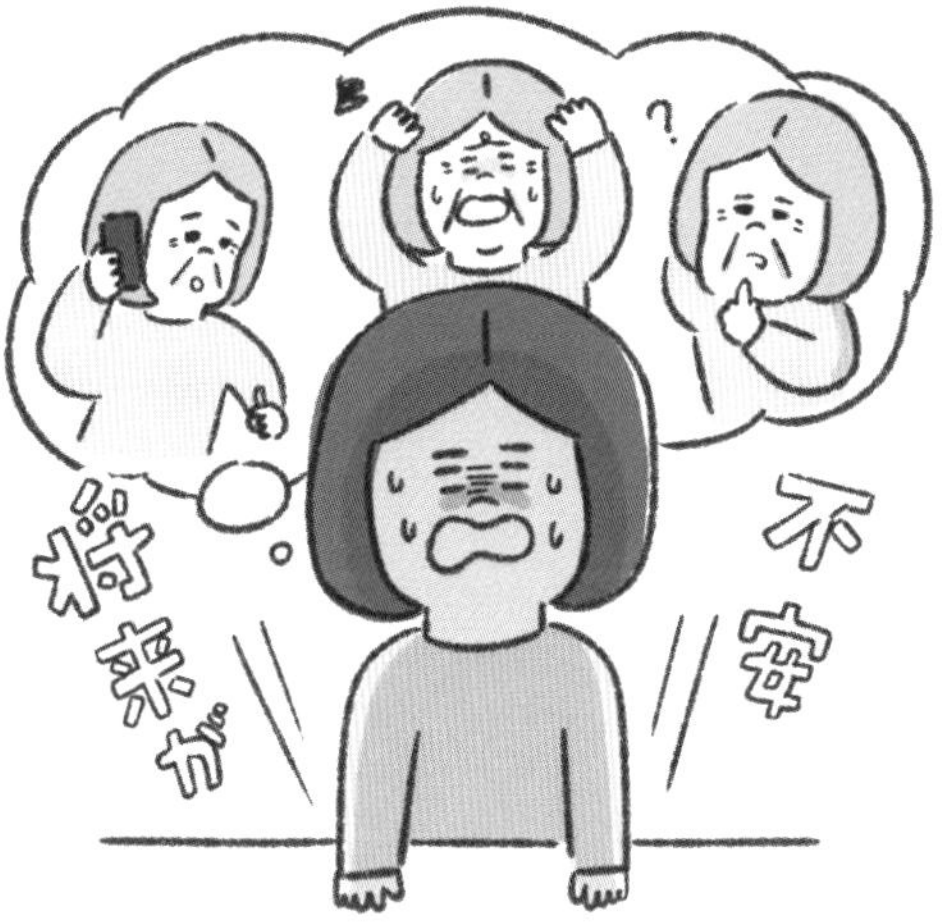

目を向けてあげるのが大切です。

これを習慣づけると、不安な気持ちが少しずつラクになっていきます。**目の前の〝今〟と向き合うことは未来につながる大事な瞬間**です。不安ばかりに支配されていては、時間がもったいないですね。

そうはいっても、将来への不安をぬぐうのは簡単ではないかもしれません。しかし実際に高齢の方々にたずねてみると、年を重ねたからといって、不満や悲しみばかりを感じているわけではないようです。「若いころよりも楽しい」と答える人も多いといいます。

仕事を引退し、所属していたコミュニティから離れると、面倒な付き合いから解放されて気楽になれます。

他人と自分を比べてストレスを感じることもなく、自分の価値観にしたがって過ごせるため、心に平穏がもたらされるのでしょう。

そんな未来に向かって幸せな〝今〟を送るために、**「なぜ？」「どうして？」を使うときには、後ろにポジティブな言葉をプラス**してみることをおすすめします。

「どうして、私はこんなに幸せなの？」

「私って、なんでこんなに素敵なの？」

思わずニッコリしたのなら、大成功です！

心の処方箋

目の前の〝今〟と向き合い
楽しみましょう。
幸せな〝今〟を送るために、
「なぜ？」＋ポジティブワードを活用！

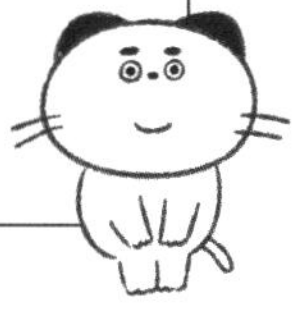

思考・行動パターン ＞＞ 特定の人の言動で自分を否定

心のコリを生む CASE 16

特定の人からの暴言で自信を喪失する

上司から「何をやらせても役に立たない迷惑な存在だ」と言われた、パートナーから「君は言うことを聞いてくれればいい。反論する権利なんかない」と言われた、親から「いつまでたっても何もできないね」と言われた。

このように、特定の相手からのたった一言で自信をなくし、自分の存在を消してしまいたくなるほどに落ち込む方もいます。

こんなことを言われたら、だれだって悲しいのは当然です。

でも、それが**〝たった一人に言われたことにすぎない〟という事実に気がつい**

てください。少なくとも日本には1億2000万人の人がいますが、そんなふうにあなたが傷つくようなことを言うのは、その特定の人だけなのではありませんか？

とはいえ、一人でもそんなふうに言う人がいるから、自分には価値がないと反論されるかもしれませんね。

でも、**あなたのまわりには必ずあなたの価値を認めてくれる人がいる**はずです。

あなたを傷つける特定の人の存在は認めるのに、あなたを大切にする

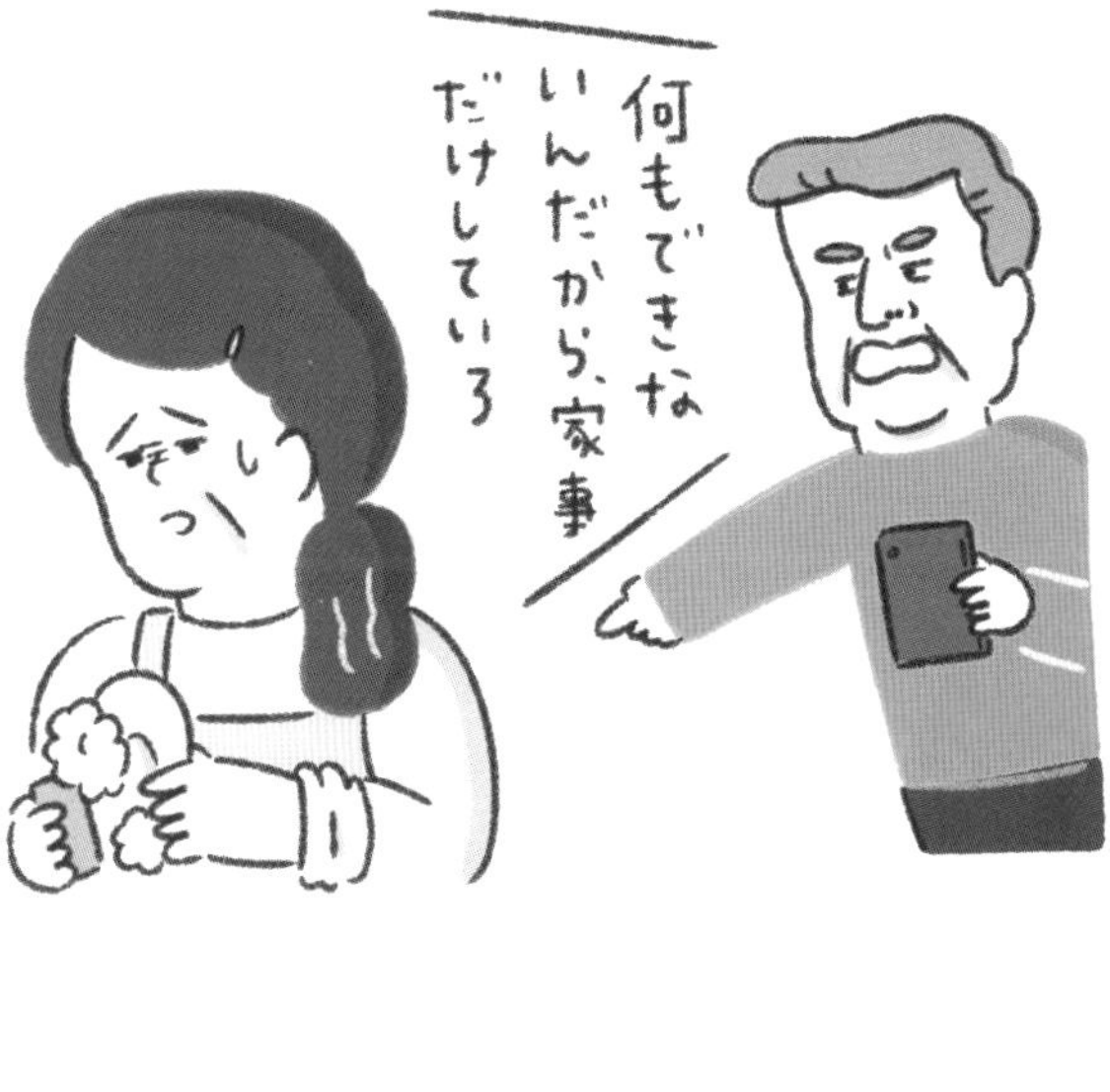

人の存在をないものにしてはいけません。

そして、だれよりも**あなた自身が自分の味方でいてほしい**です。


不安神経症の方に多い特徴として、ひとりの相手の言動に左右されやすいことがあります。**たったひとりに言われた発言にもかかわらず、そうやってみんなから思われているんだと拡大解釈して落ち込んでしまう**ことがあるようです。

そんなときは、**「本当にみんなが全員そう思っている?」と自分に問いかけてみてください**。絶対にそんなことはあり得ません!


それでも、ときには人間関係を選択しなくてはいけないし、逃げなきゃいけないときもあります。

特定の相手があなたに近い存在であればあるほど、相手にどう思われるか気にしてしまうかもしれませんが、何度も責められるような発言がくり返されれば心は壊れて、正常な判断が難しくなります。

本当におかしくなってしまう前に、**逃げていい**です。

最優先にすべきは、あなたの心と体ですから。

あなたの心と体が苦しくなるような相手からは上手に距離をとって、この人といるとラクだなぁ、幸せだなぁと思える人たちといることが、すこやかに心身を保つ秘訣です。もっと、自分本位になっていいんですよ！

心の処方箋

自信を喪失させるような
発言をする相手からは
できるだけ離れるのがベスト。
あなたは〝価値ある人間〟です！

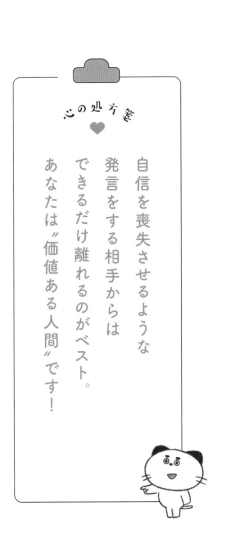

心のコリを生む CASE 17

干渉されるのが嫌で人付き合いが面倒くさい

世の中には色々と世話を焼いてくれる人もいますが、そういう人に対して苦手意識を持つ方もいるでしょう。必要以上に干渉されたくないし、そんな人間関係を面倒くさいと感じるのなら、それは素直に受け止めていいと思います。

人間関係を面倒だと感じる理由はさまざまでしょう。

いつも相手に調子を合わせたり、まわりの目や言葉が気になってしまうタイプの人は、相手に対する必要以上の気づかいから、自分の心身をすり減らしてしまうことがあります。

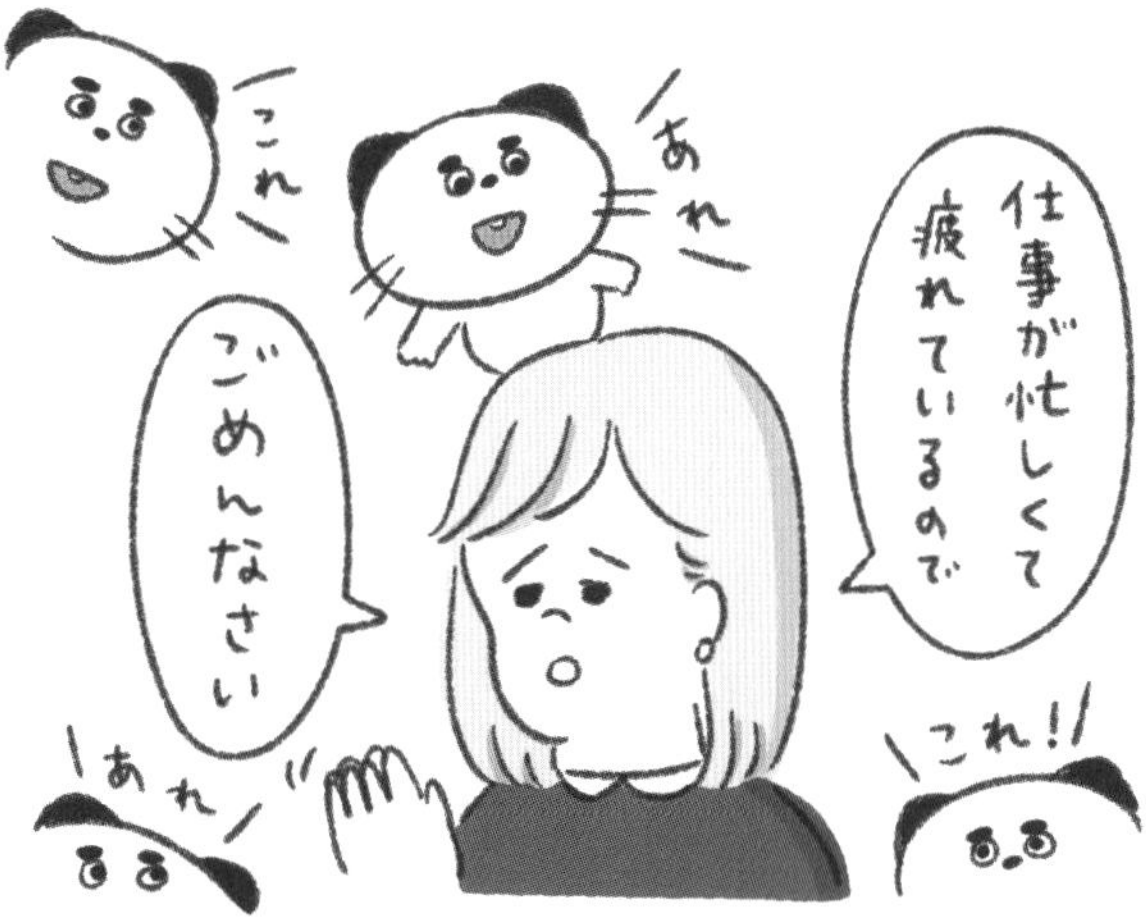
これ
あれ
仕事が忙しくて疲れているので
ごめんなさい
あれ
これ!!

自分の気持ちを押し殺してまで付き合っているなら、本当の自分の気持ちに寄り添って、嫌なことは断る勇気を持ってください。

休日はゆっくり過ごしたいのに、毎度のようにお誘いを受けるようなら、ときには嘘も方便かもしれません。**自分を守るために、〝ホワイトライ（悪気のない嘘）〟を使って、上手に断ってもよい**と思います。

自分の気持ちを伝えるのは難しいこともありますが、それによって相手もあなたの気持ちを理解し、態度や意識が変わる可能性もあります（もちろん、期待してはいけません）。

たとえ気の合う仕事仲間であっても、一緒に過ごす時間が長くなると、相手のよくない部分が見えてきたり、不満が募ったりすることもあります。

人間関係に疲れていると感じるときは、仕事とプライベートをしっかり分けて、自分の心を自由にする時間を作るのがよいでしょう。

過去に経験した裏切りによって人を信用できなくなったことが理由で、人付き合いを避ける人もいます。とてもつらい思いをしたのでしょうから、すぐに人を信じなさいと言われても難しいかもしれません。

ただ、あなたのまわりの人が全員あなたのことを裏切るわけではありません。少なくともそのことを心にとめて、**人のよいところを探すようにして**みてはいかがでしょう。

本質的に人といることが苦手で疲れてしまう人は別ですが、完全に孤立することは心身にマイナスになることもあります。

信頼できる相手、さまざまな楽しみを共有できる相手と過ごすのは、幸せな時間であるはずです。本来、人とつながりを持つことは心身の安定にも大切なので、**自分がラクでいられるかを基準に、人間関係を構築できたら最高**ですね。

心の処方箋 ♥

自分の心身に
無理をさせる人付き合いなら
やめていい。
でも、相手のよいところ探しは継続！

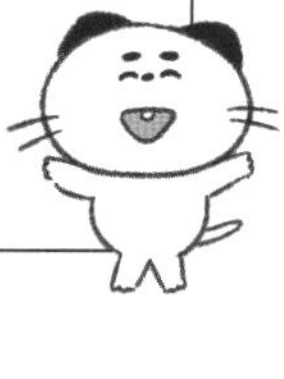

思考・行動パターン ＞＞ 心が空っぽ

心のコリを生む CASE 18

喪失感が続き 深い悲しみから抜けられない

自分にとってかけがえのないものを失ったときに、これまでに経験したことのない感情に襲われたまま抜け出せなくなってしまう方がいます。悲しみという一言では片付けられない、自分を責める気持ちや無力感など、複雑な思いやつらさを感じて、自律神経も乱してしまいます。

これは、大切な人との死別や離別に限らず、転居や転勤などで長く慣れ親しんだ場所を離れるときや、仕事やお金やペットなど、自身が所有していたものを失ったとき、体の一部を失ったとき、目標を失ったとき、自然災害で景色が一変してしまったときなどに起こることもあります。

こうした喪失感で心をいっぱいにしていると、「あのとき、ああしておけばよかった」「自分が悪い」「自分はもっとできたはずだった」と、自分を責める気持ちも膨らんでしまうものです。

こうした**感情の荒波は、時間の経過とともに少しずつ穏やかになっていく**ものです。ただ、そこに至るまでに悲しい時間を過ごさなくてはいけないのは、とてもつらいものですね。

こんなときには、**やりがいのあることを見つけて行動すると、抜け出しやすい**です。没頭できる趣味でも大丈夫です。あんなに悲しいことがあった自分が、このつらい思いを忘れて、前に進んではいけないと思ってしまうかもしれません。

でも、**あなたの人生は1秒だって止まることなく前に進んでいます。**自分を責

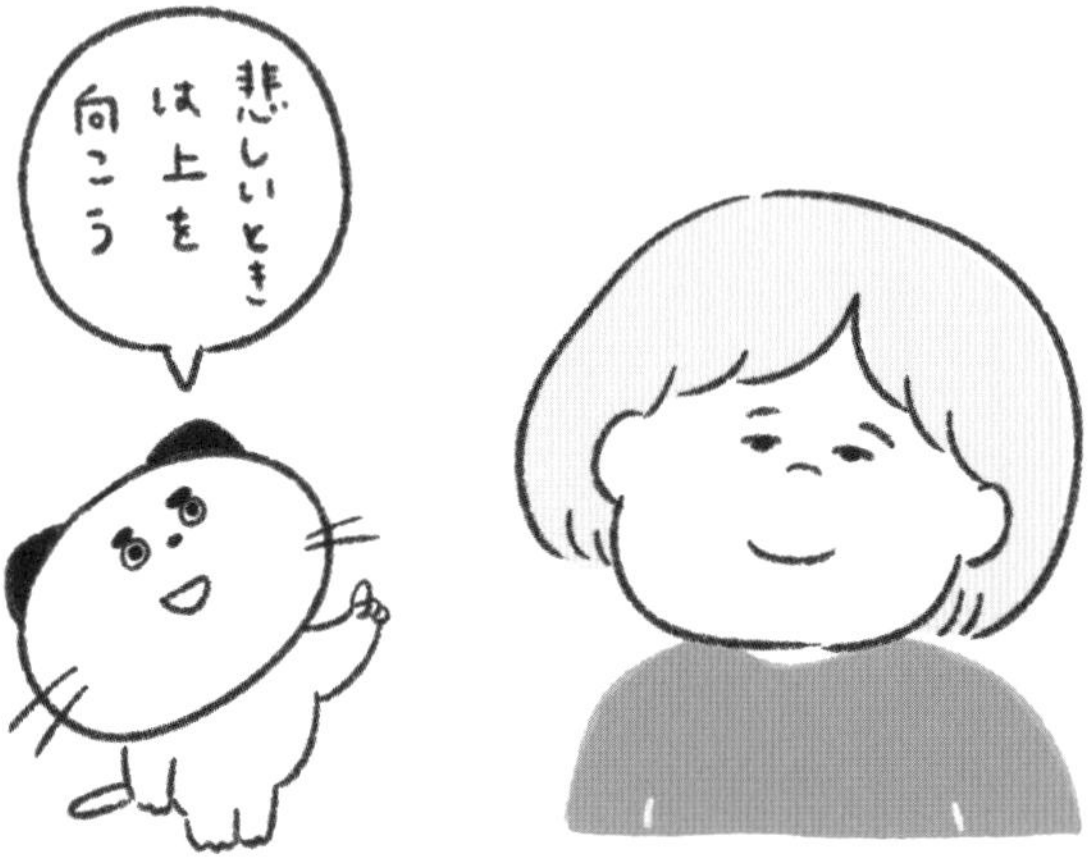

める必要はないですし、幸せになっていいし、楽しんでいいんです。

それでも、悲しい思いが湧き出したり、一緒に過ごした幸せな瞬間を思い出しては、寂しさで心がいっぱいになることもあるでしょう。

失ったものを忘れようとする必要はありません。そもそも、脳は忘れよう忘れようとすると、かえって強く脳裏に刻むというややこしい性質があって、忘れさせてなんてくれません。ただ、思い出すときは**心を過**

去においてくるのではなく、大切な人（やモノ）と過ごした過去を経験して今があると、心を今に戻しましょう。それでも涙が出るのなら、**その涙は出しきってください。**そして、ひとしきり涙を流したら**とりあえず上を向いてみて**ください。

上を向くと物理的に涙が流れなくなるだけでなく、気分も上向きになるから、人間の体というのは不思議なものです。

心の処方箋

やりがいのあることを
見つけて行動すると
喪失感から抜け出しやすい。
前に進んで幸せになっていい！

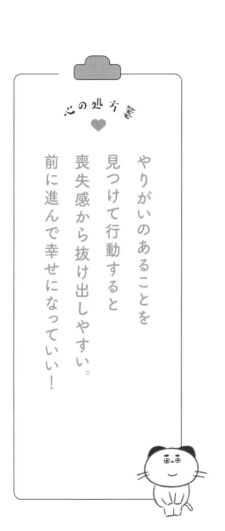

思考・行動パターン >> がんばれば成長できる

心のコリを生む
CASE
19 自分に厳しくしてこそ成長がある

ダラダラしている人が苦手だし、絶対にそうはなりたくない！　家事も仕事もきちんとこなしたいし、実際、これまでなんとかやれている自分にとても満足しています。


私の整体院にいらした方の話です。

やるべきことをこなすことが幸せで、満足感があるとおっしゃっていました。

しかし、その方の体はガチガチにこり固まっていて、話を聞けば、食事や寝る時間も惜しんで日常を送っているとのこと。それでも、「疲れない」というのです。

がんばった自分へのご褒美についてもたずねたところ、「いい思いをしたら怠け心が生まれて成長できない」と回答されました。

だから、私は言いました。

「日々がんばってタスクをこなすことはすばらしいです。満足感があることも大切ですが、心身はSOSのサインを出しているようです。だから、心と体が喜ぶ時間を持ってください。今の心身は**疲れていないのではなく、疲れている感覚を感じられなくなっているかもしれません**」と。

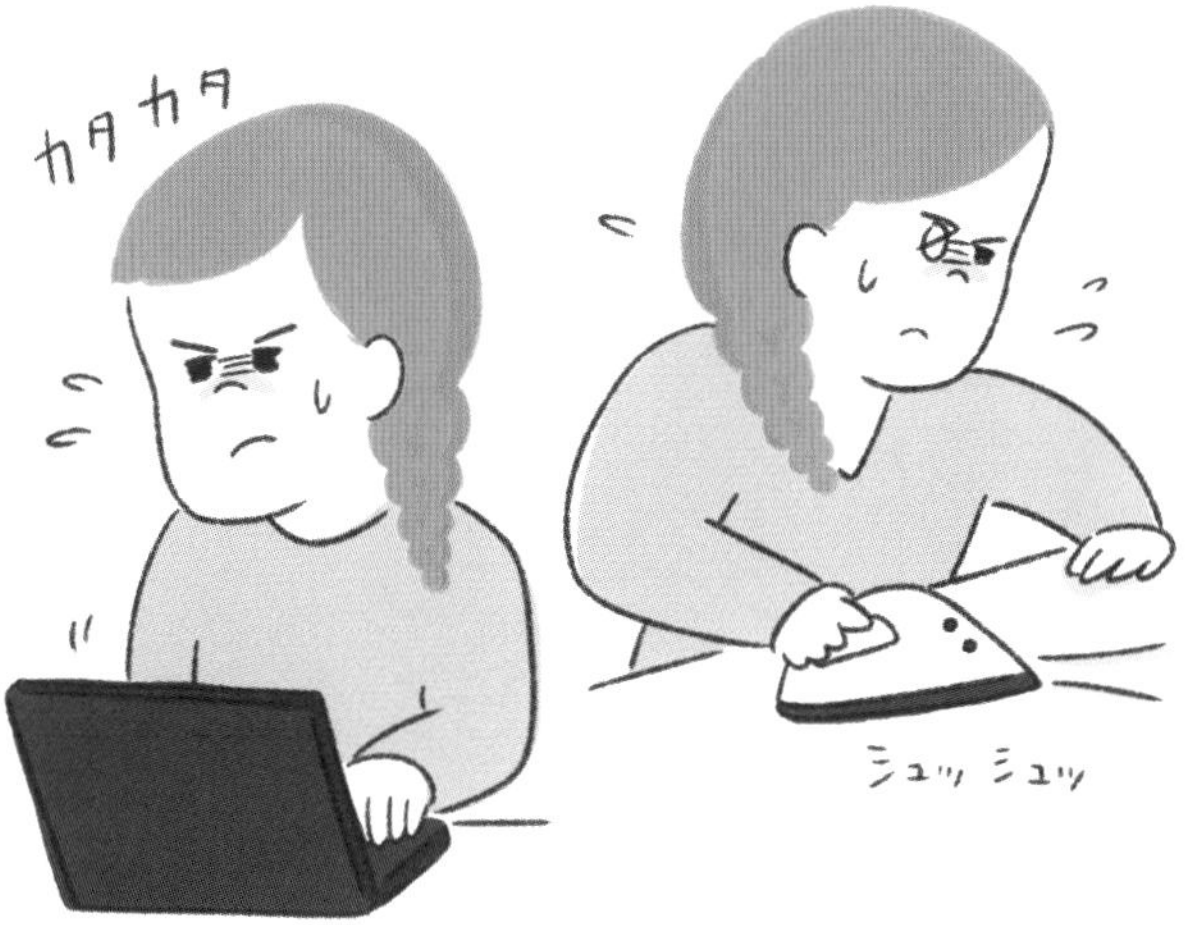

集中して何かに取り組んでいるときには、交感神経が優位になってアドレナリンが分泌されています。これによって〝やる気モード〟が続いて、がんばっても疲れない状態になっていることがあるのです。

しかし、これが続けば危険です。**自律神経のバランスが乱れるのはもちろん、人間として大切な〝感覚〟を奪われていく**こともあります。

私たちは世の中を視覚、聴覚、嗅覚、味覚、触覚という「五感」を通じて認識していますが、やることに追われて気が休まる暇なく日々を過ごしていると、こうした感覚が鈍ってきます。

すると、喜びを感じにくい心になりかねません。

「ご褒美なんていらない」という考えに至ることもあるのです。

だから、ときに目を手で覆って視覚を遮断したまま、まわりの音に耳をすませてみたり、肌に触れる風を感じたりすることで感覚を意識してみてください。

がんばるは**「頑張る」**と書くように、頑として張ることですが、**本当に心が喜んでいるときは、心も体もゆるんでいて、感覚が研ぎ澄まされています。**

遊びや息抜きに罪悪感を覚える必要はありません。

むしろ、**喜びを感じてこそ、心身に栄養が届き、魂も成長していく**ものですよ。

心の処方箋

がんばることで
ポジティブになれる半面、
大切な感覚が奪われていることも。
心身にしっかり栄養を与えて！

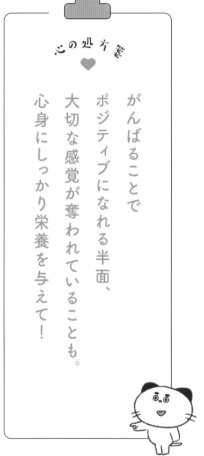

心のコリを生む
CASE
20

自分らしさやありのままの自分がわからない

「ありのままの自分でいることが大切」「自己肯定感を高めよう」などと書かれた記事を目にすることがあるけれど、ありのままの自分なんてわからないし、そもそも自己肯定感を高められたら苦労なんてしない。

このように感じる方もいらっしゃると思います。

私たちは成長とともに、人に迷惑をかけないように、そして自分が傷つかないようにと、心に幾重にも鎧をつけていくようになります。

そのうちに、**鎧をつけた自分が当たり前になって、鎧の中に隠した本心や願い**

がわからなくなってしまうのです。

あるいは、自分の気持ちに気づいても、それにフタをしたり、見ようとしなかったりすることもあります。

「自然の中でゆったり過ごしたい。でも、仕事が忙しいから休めない」という具合にです。

自分の気持ちに「けど」や「でも」「だって」をつけて否定し、それを正当化しているわけです。

これ自体は社会の中で自分を守るために身に着けた術《すべ》なので、むやみに否定することはありません。

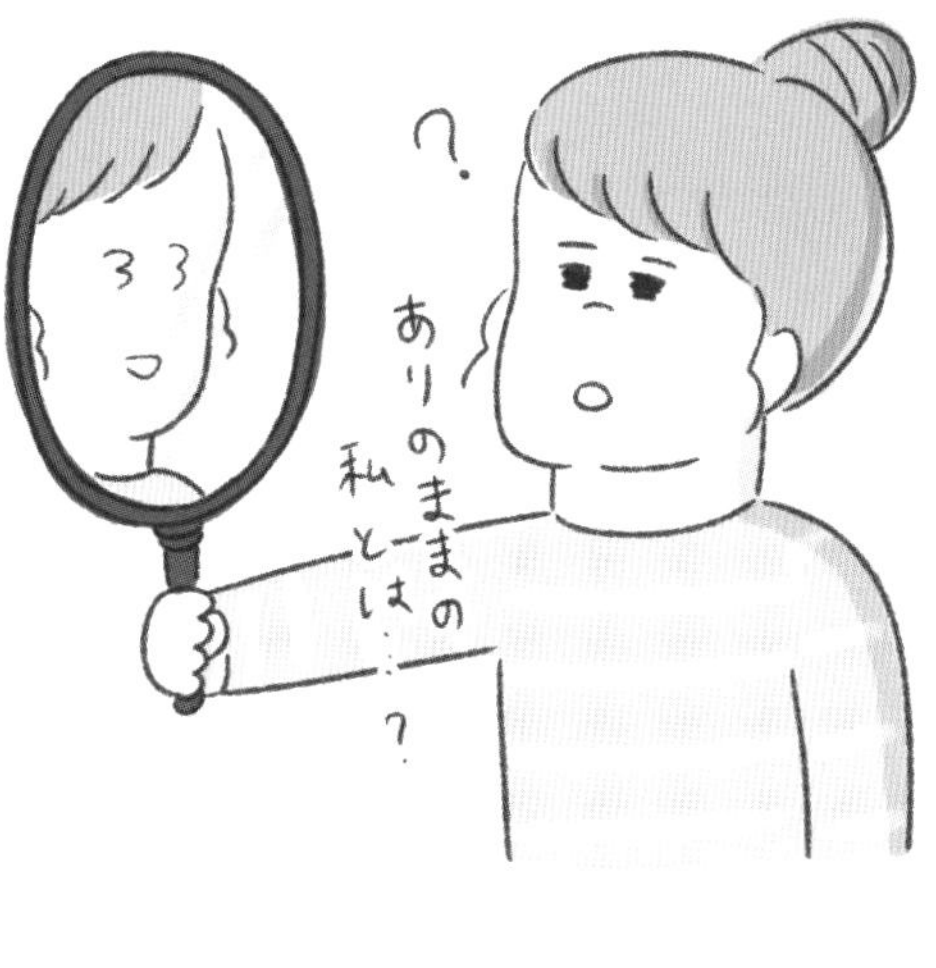

ただ大切なのは、**自分の中にある本当の気持ちを否定せず、そんな自分でもいいんだと、素直に認めてあげること**です。

これが〝ありのままの自分〟を知ることにつながります。

私たちはだれでも長所や短所、得意や不得意なことがあり、受け入れたくない自分の性格や特徴もあるでしょう。そんなときに、自分を否定するのではなく、**〝ありのままの自分〟を理解し、認めてほしいのです。これが「自己受容」**です。

ありのままの自分を認められないと、ストレスが大きくなり、自律神経を乱して心身がつらくなることがあります。

ちなみに「自己肯定感」とは、ありのままの自分を理解したうえで、〝自分に価値がある〟と感じる感情のことです。ここまで到達するのは難しくても、自己受容ができれば、肩の力が抜けてラクに生きやすくなると思います。

なお、**本来の自分の気質に近いのは、幼少期の自分であることが多い**です。

幼少期の様子について、教えてくれる家族や親戚がいるなら、どんな子どもだったか聞いてみるといいでしょう。

そして、いつか「けど」「でも」「だって」の鎧を脱いで、本当の自分の思いに光を当てられるようになったときには、**「今まで守ってくれてありがとう」と鎧にお礼を伝えて、笑顔でお別れしてください。**

心の処方箋

「けど」「でも」「だって」が
心を隠す鎧になっていることも。
ありのままの自分を認めることで
ラクに生きやすくなる！

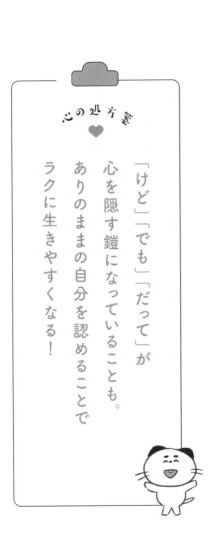

COLUMN 自律神経の整え方 夏

汗をかける体を維持して熱を逃がす

KEYWORD

胃

暑さで自律神経を乱しがちな夏は、五臓の「胃《い》」に注意。夏バテは胃腸の疲れから起きやすいので、入浴で体と内臓を温めて。たんぱく質、ビタミン、ミネラルなどの栄養不足も起こしやすいので、食事は抜かないこと。早寝早起きも◎。

起こりやすい症状

胃腸の不調
(内臓疲労)
夏バテ

太陽が照りつけ、自然界のエネルギーが活発になる時期。気分が開放的になり、行動力も増す季節です。

夏を元気に過ごすには、本格的な暑さがくる前に汗をかける体に整えることが大切です。汗をかくことで熱を外に逃がして体温調節をしやすくなり、夏バテの予防にもなります。

暑くて眠れない日は、保冷剤や氷枕で頭を冷やすと、寝付きやすくなります。首を冷やすのは自律神経によくないので、頭の部分に限定しましょう。

冷房は必要でしょうが、外気との差は5～8℃が目安。差が大きすぎると体温を調節する自律神経が混乱して、正常な働きができなくなります。肌は直接冷気に当たらないように注意し、当たる場合は羽織りものでカバーしましょう。

PART

3

“心のコリ”をほぐすセルフケア

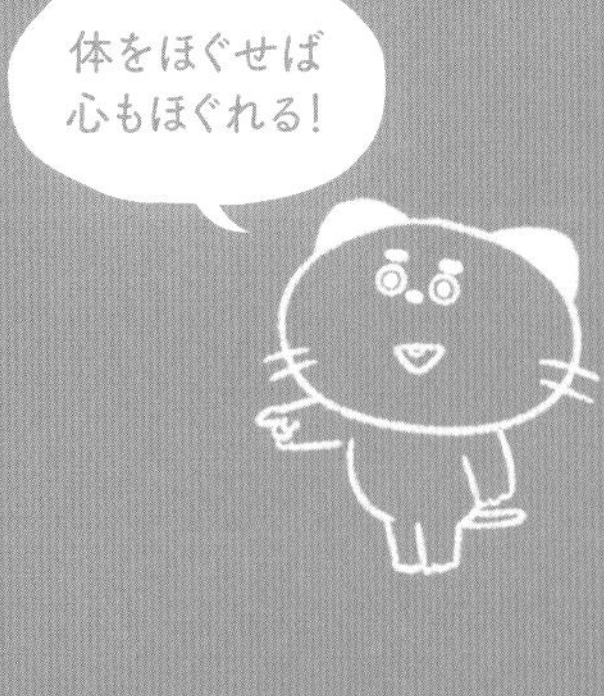

呼吸法

Breathing Method

パソコン作業でうつむき姿勢が続いていたり、息つく間もない多忙な日々を送っていたりする私たちは、呼吸が浅くなっています。不安神経症やパニック障害の人にも、この傾向は顕著にみられます。

不安になったり、緊張したりすると呼吸は速く浅くなります。呼吸が浅いと脳が酸欠状態になるため、体はたくさんの酸素を取り入れようとします。しかし、酸素が使われずに過剰になると体内の二酸化炭素と酸素のバランスが崩れて、過呼吸などのパニック症状が現れることになりかねません。

ゆっくりと深い呼吸をすれば、体のバランスが整って戦闘モードから解放され、副交感神経が優位になります。意思では切り替えられない自律神経ですが、深い呼吸をすれば副交感神経のスイッチをオンにすることができるのです。

ここでは、副交感神経を優位にする「呼吸法」を紹介します。普段は無意識に行っている呼吸ですが、ほんの少しの時間でいいので、

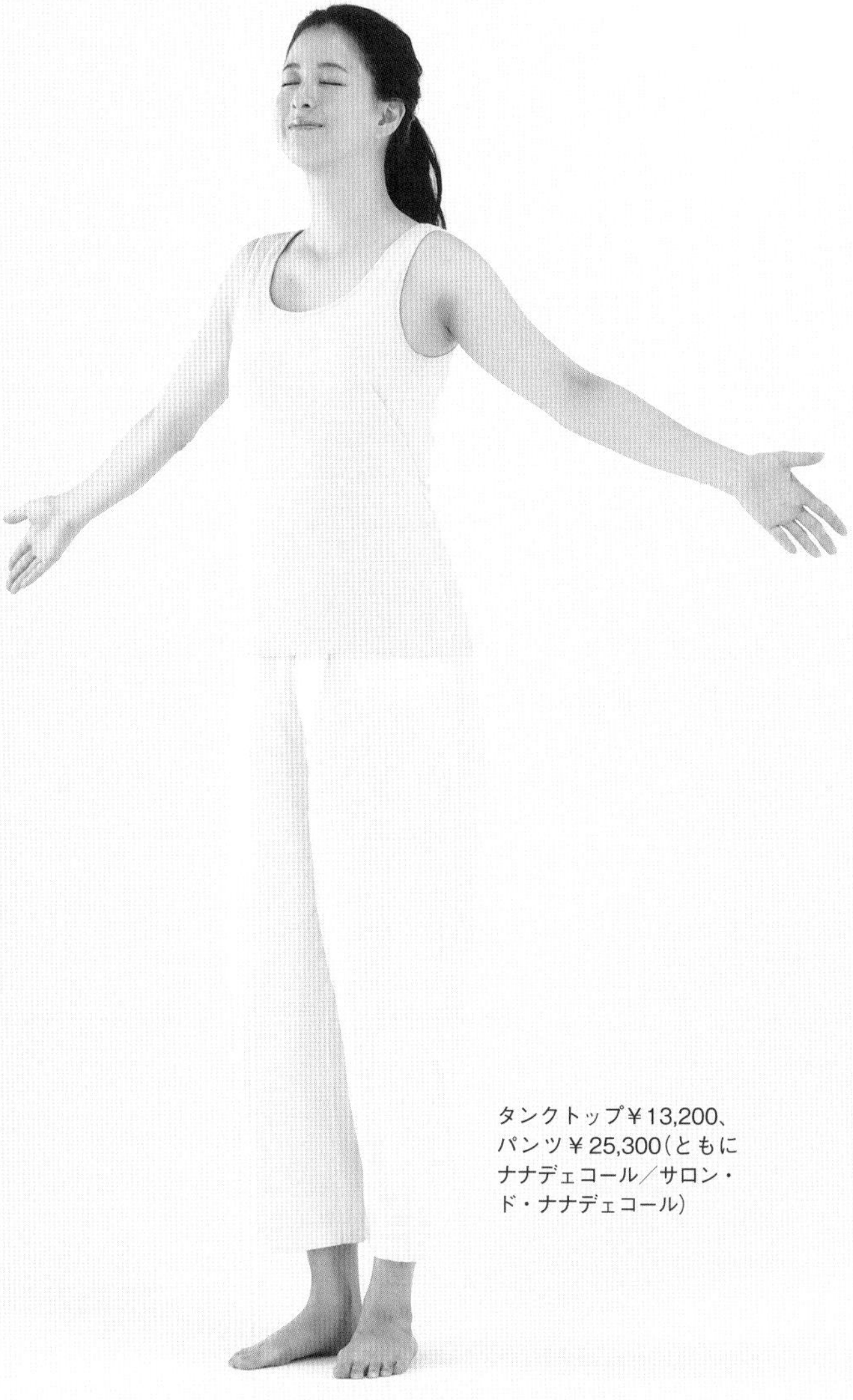

意識して行う時間を設けてみてください。
日々くり返すことで、自然と深い呼吸ができるようになります。

タンクトップ¥13,200、パンツ¥25,300(ともにナナデェコール/サロン・ド・ナナデェコール)

呼吸法

10カウント呼吸法

動画も
CHECK

1〜10までの数を数えながら、ゆったりと呼吸する方法。
毎日続ければ、呼吸が深まって脳が落ち着いていきます。

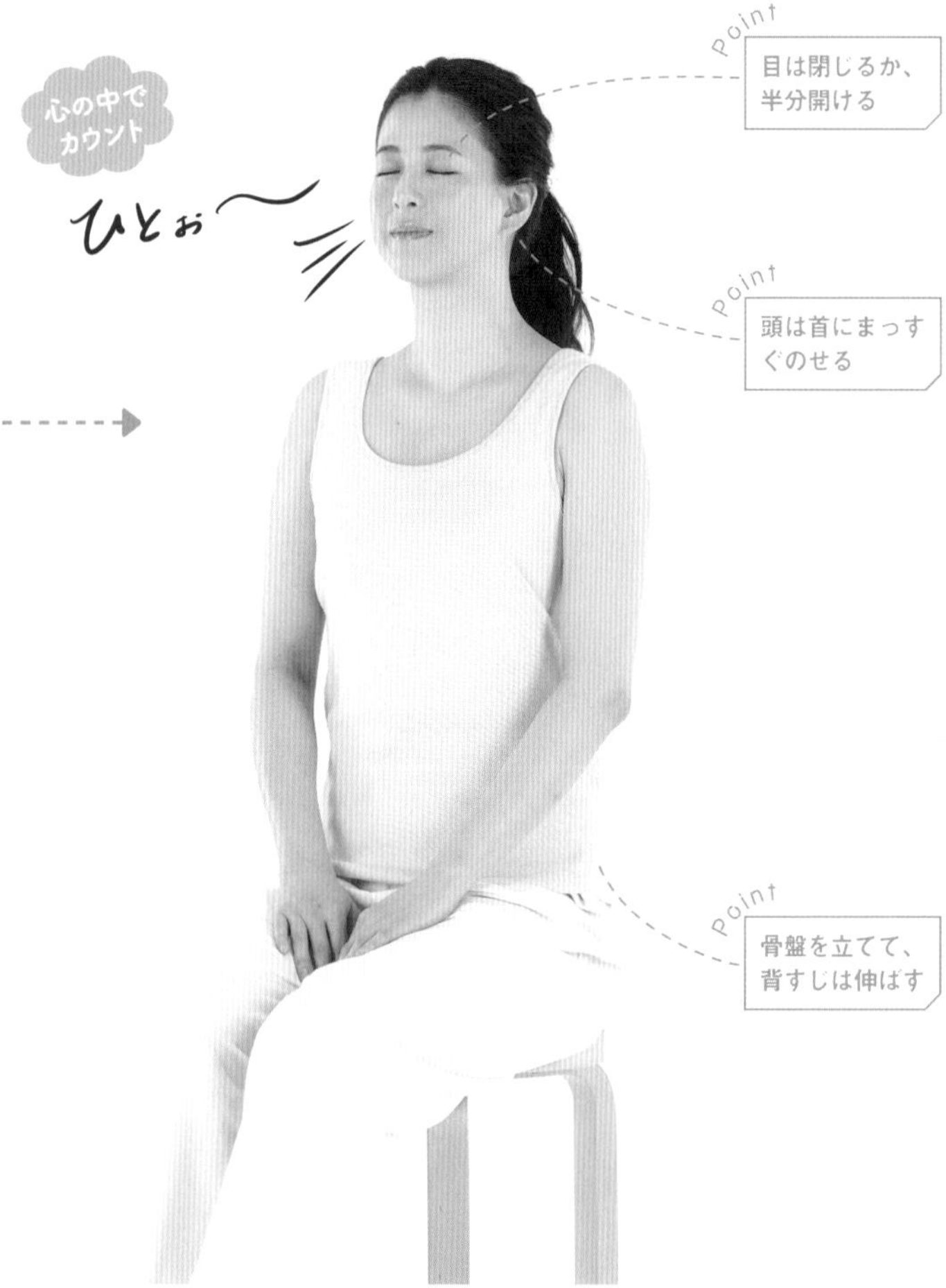
心の中でカウント
ひとぉ〜
Point
目は閉じるか、半分開ける
Point
頭は首にまっすぐのせる
Point
骨盤を立てて、背すじは伸ばす

やり方

イスに座り、心の中で1〜10まで数をカウントする。「1」なら、「ひとぉ〜(息を吸う)、つぅ〜(息をはく)」、「2」なら「ふたぁ〜(息を吸う)、つぅ〜(息をはく)」というように、ゆっくり呼吸に合わせて数え、10まで続ける［1セット］。1セットで終了してもよいし、数セットくり返してもOK。

Point
雑念が浮かんでも受け流し、呼吸に意識を戻す

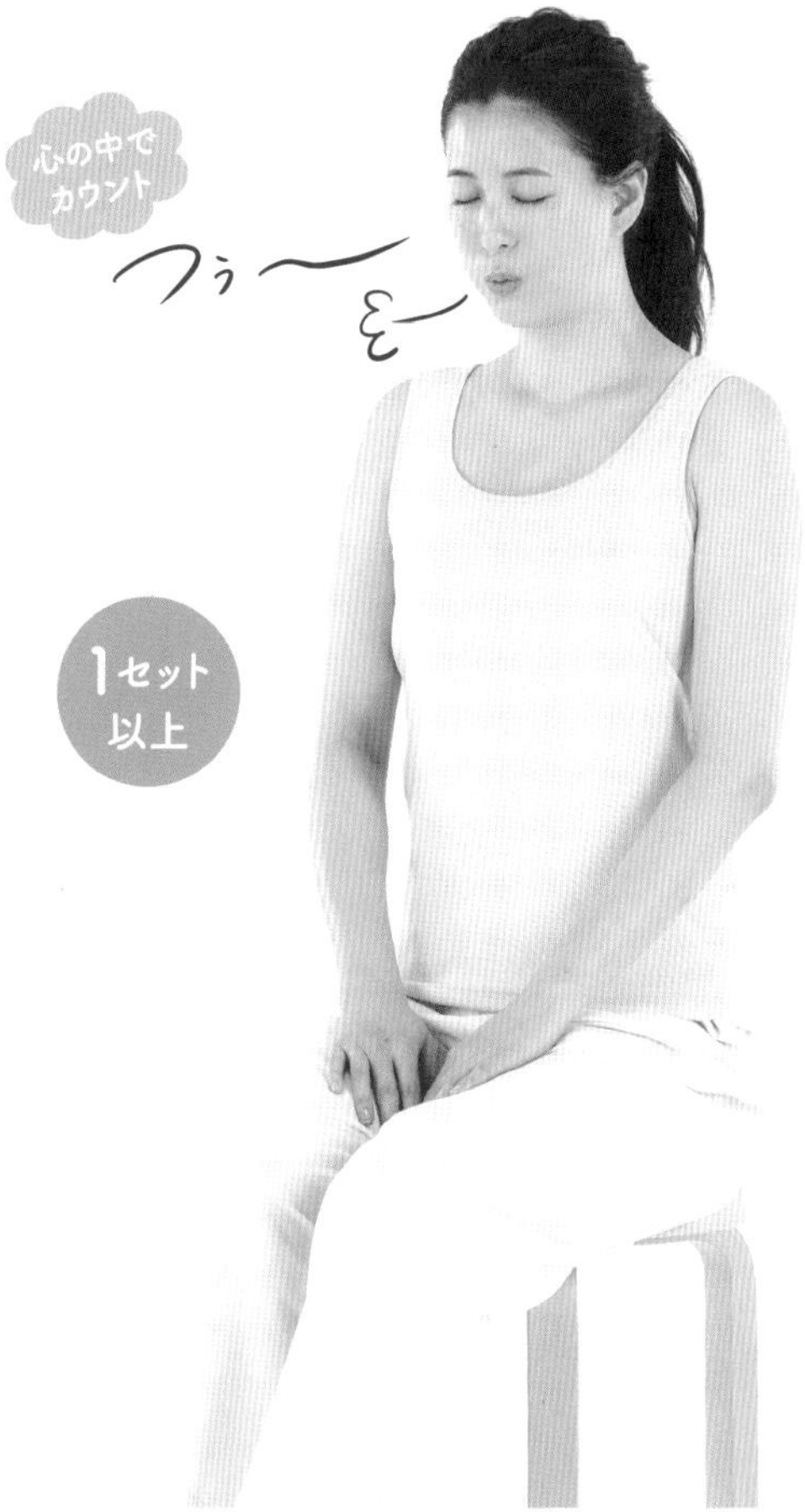

カウントと呼吸のタイミング

	吸う	はく
①	ひとぉ〜	つぅ〜
②	ふたぁ〜	つぅ〜
③	みっ	つぅ〜
④	よっ	つぅ〜
⑤	いつ	つぅ〜
⑥	むっ	つぅ〜
⑦	なな	つぅ〜
⑧	やっ	つぅ〜
⑨	ここの	つぅ〜
⑩	とぉ〜	おぉ〜

呼吸法

感覚を休める呼吸法

動画も
CHECK

視覚と聴覚を休ませる呼吸法。感覚過敏や脳の疲れによって暮らせやすい不安から解放され、心身のバランスを整えます。

やり方

イスに座り、耳の穴を親指で軽くふさぐ。残りの４本の指で目を覆ってから目を閉じ、深呼吸を５〜10回くり返す。

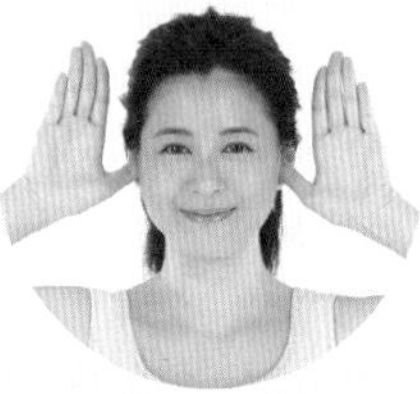

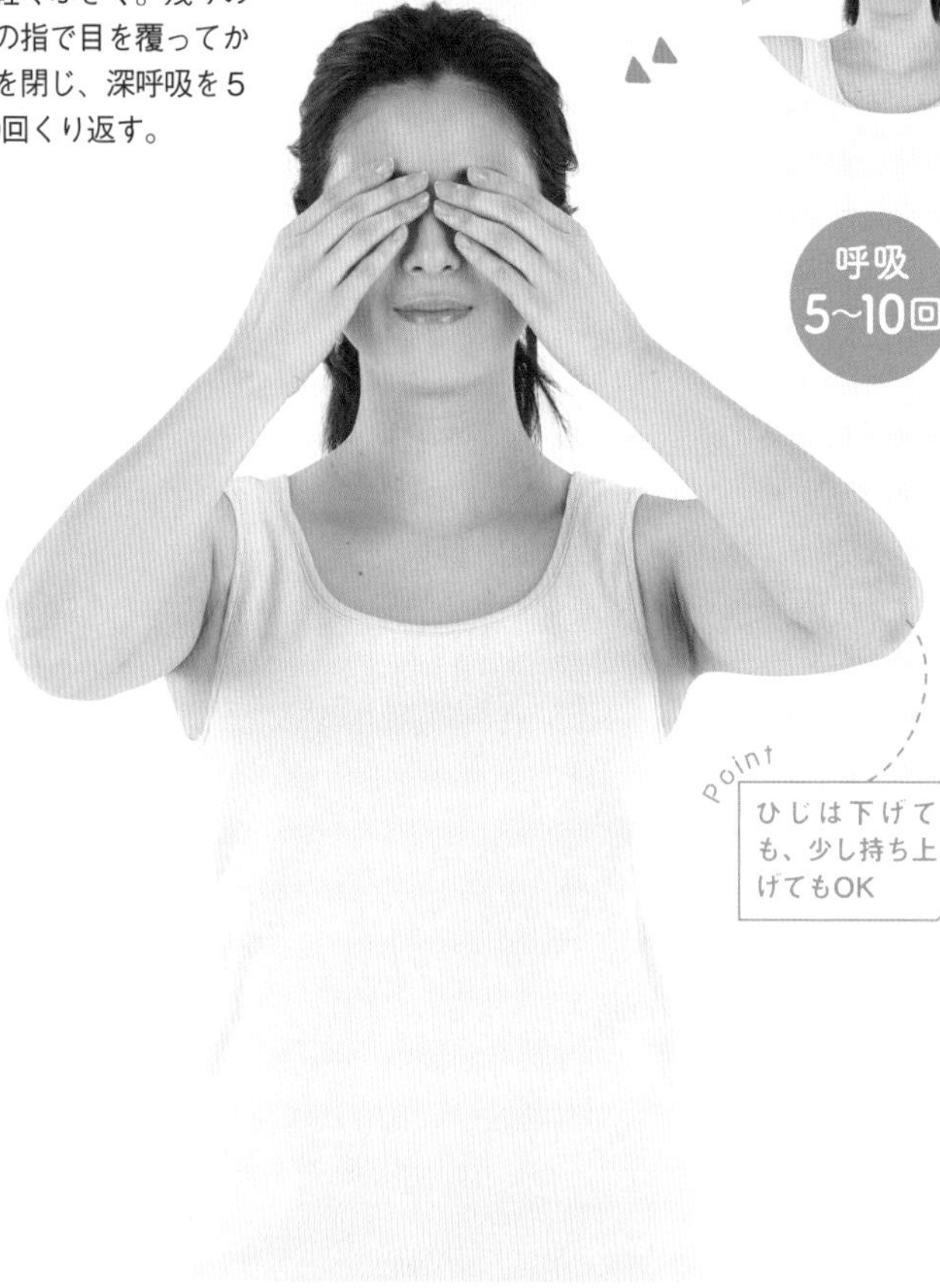

呼吸
5〜10回

Point
ひじは下げても、少し持ち上げてもOK

呼吸法

ハミング呼吸法

動画も
CHECK

「ん〜」とハミングしながら行う呼吸法。音の振動が全身に伝わって脳の緊張がほぐれ、脳の疲労がとれていきます。

Point
ハミングの響きを
全身で感じながら

呼吸
5〜10回

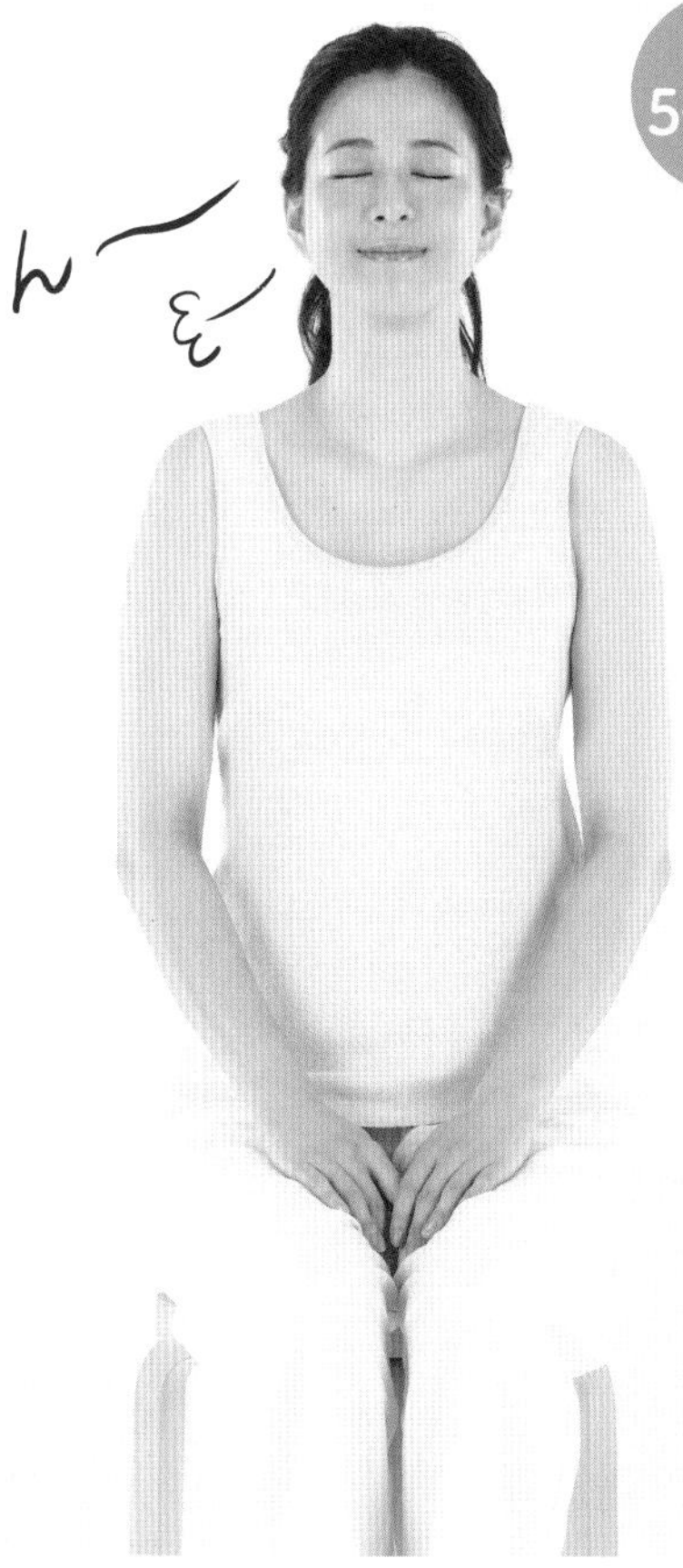

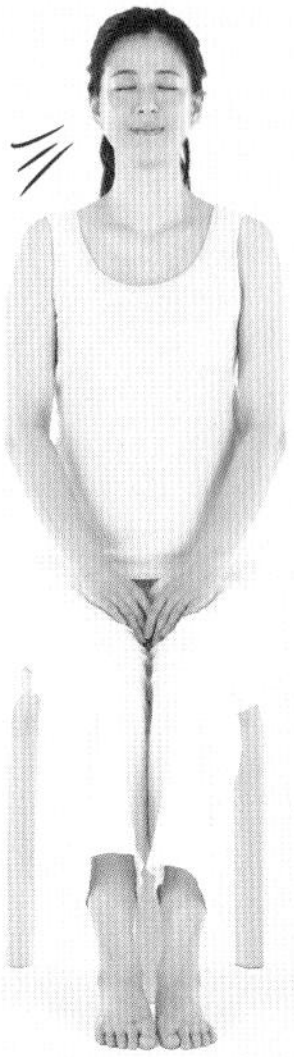

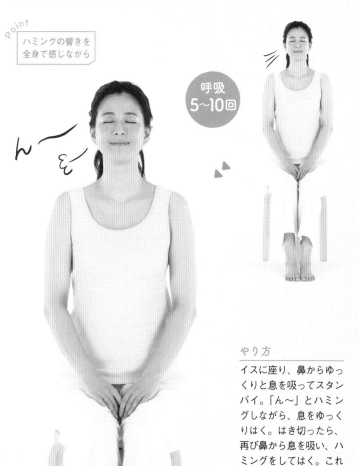

やり方

イスに座り、鼻からゆっくりと息を吸ってスタンバイ。「ん〜」とハミングしながら、息をゆっくりはく。はき切ったら、再び鼻から息を吸い、ハミングをしてはく。これを5〜10回くり返す。

呼吸法

なで下ろし呼吸法

動画も
CHECK

皮膚の感覚を意識する呼吸法。脳が忙しいときやイライラするときに実践すると、スッと気持ちが落ち着いていきます。

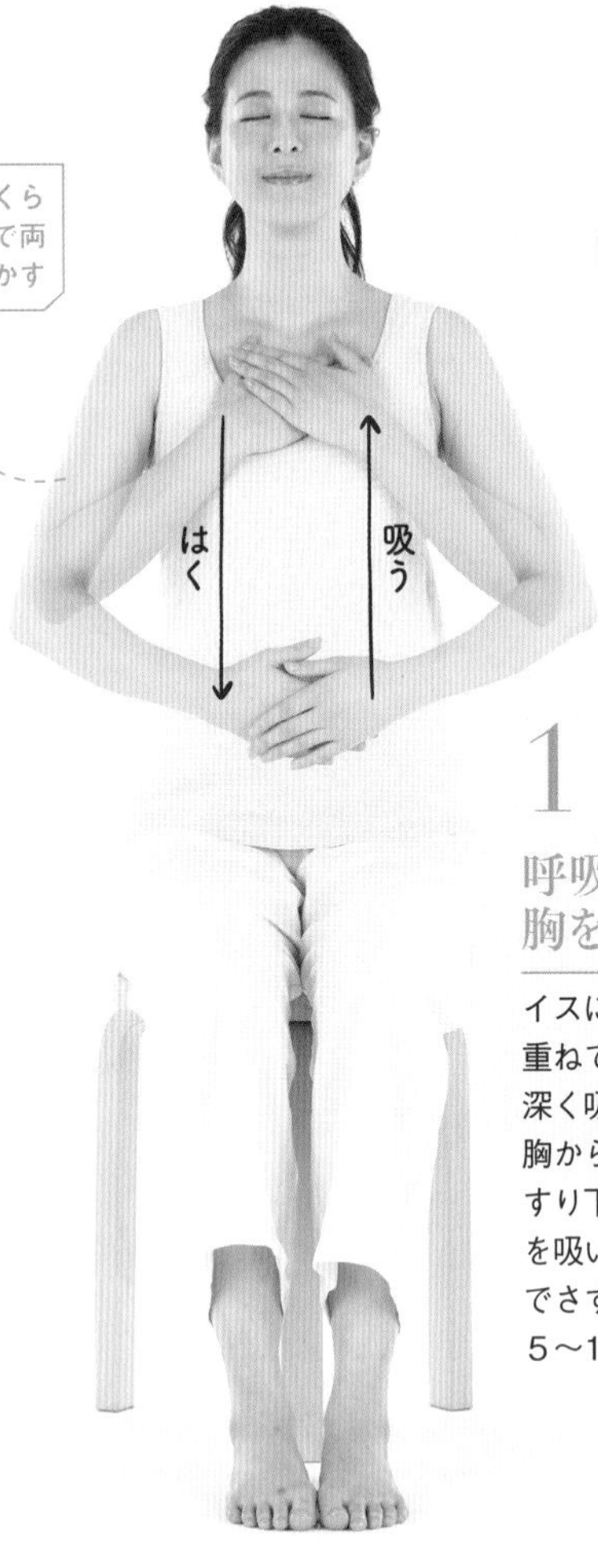

Point
1秒間に5cmくらいのスピードで両手を上下に動かす
はく
吸う

呼吸
5〜10回

1

呼吸をしながら胸をさすり下ろす

イスに座り、胸に両手を重ねて目を閉じる。息を深く吸って、はきながら胸からへそまで両手をさすり下ろす。続けて、息を吸いながら両手を胸までさすり上げる。これを5〜10回くり返す。

呼吸
5～10回

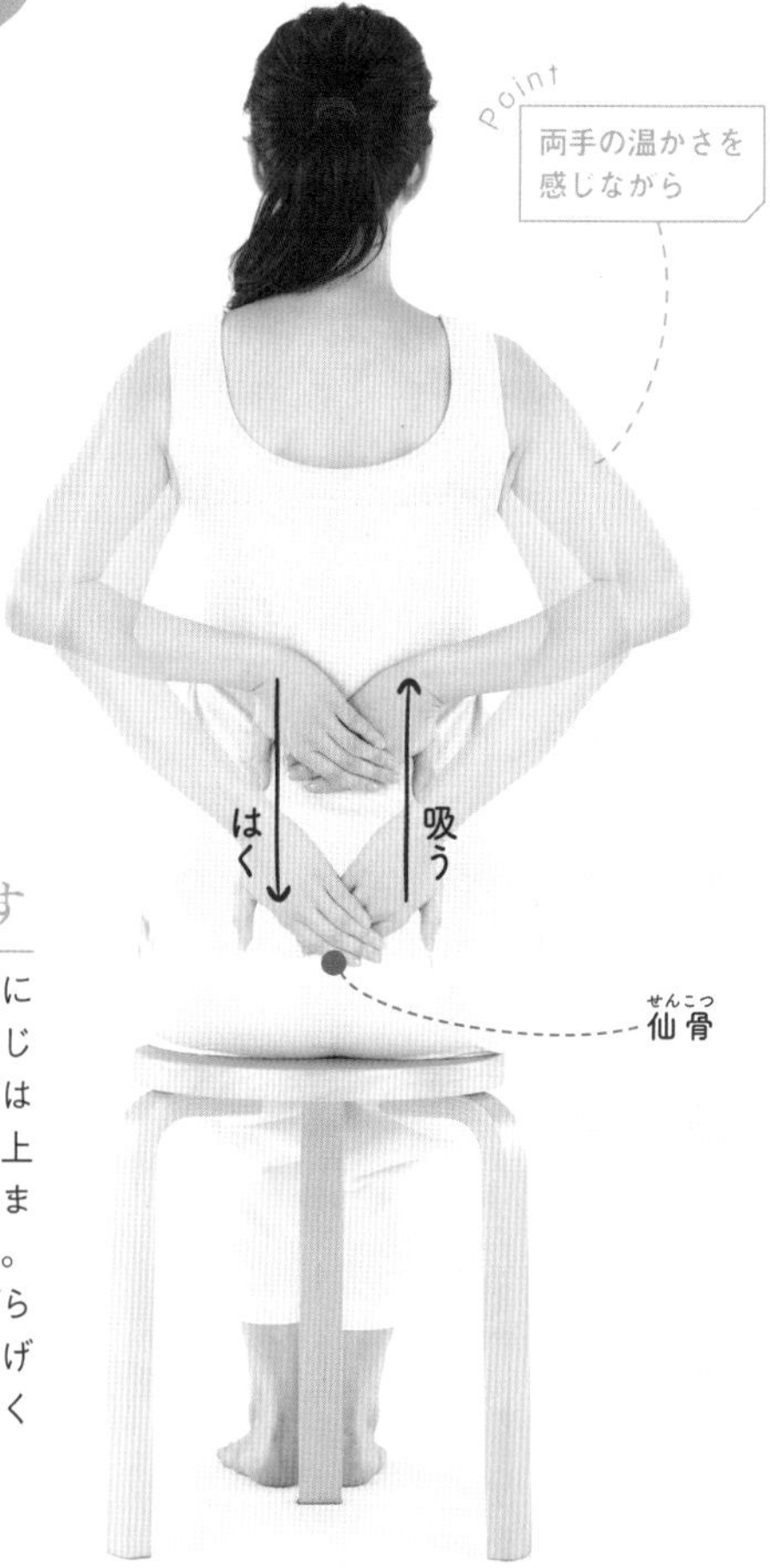
Point
両手の温かさを
感じながら
はく
吸う
仙骨《せんこつ》

2

呼吸をしながら腰をさすり下ろす

イスに座り、腰の上部に両手を重ねて目を閉じる。息を深く吸って、はきながら腰からお尻の上部(仙骨があるところ)まで両手をさすり下ろす。続けて、息を吸いながら両手を腰までさすり上げる。これを5～10回くり返す。

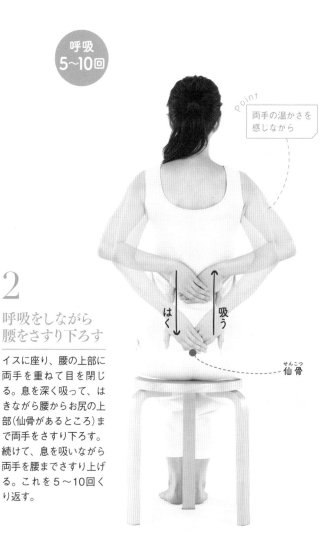

呼吸法

軟酥の法（なんそのほう）

動画も
CHECK

イメージを活用する呼吸法。心身の不調や苦痛が体の外に流れ出るイメージで行うと、体が心地よくゆるんでいきます。

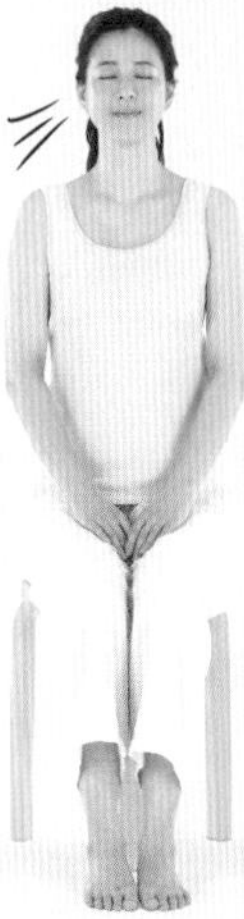

イスに座って目を閉じ、ゆったりと深呼吸をしてスタンバイ。

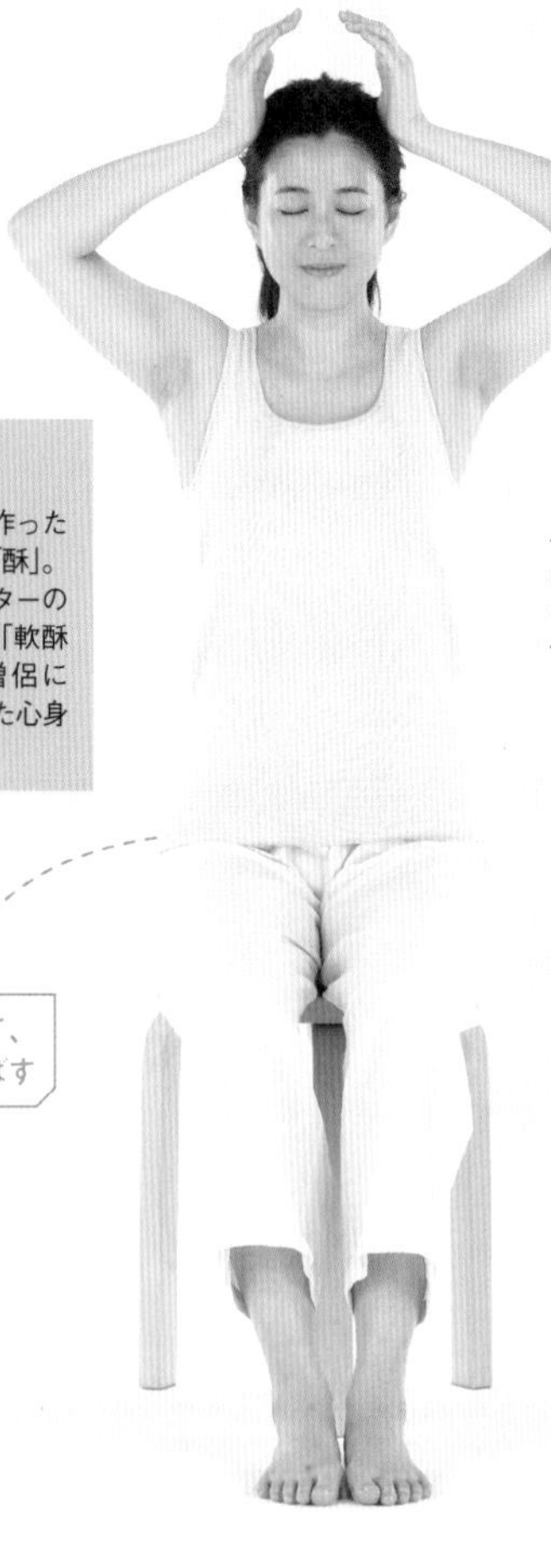

Point
骨盤を立てて、背すじは伸ばす

酥《そ》とは？

牛乳を煮詰めて作った古代のバターが「酥」。軟酥は溶けるバターのようなもので、「軟酥の法」は禅の僧侶によって開発された心身の健康法。

やり方

卵サイズの「酥(バターのようなもの)」を頭にポンとのせたら、手のひらが上になるように自然に腕を下ろす。頭の上から体温で「酥」が溶け出して体の表面や内側に流れて浸透するイメージをしながら、自然な呼吸を続ける。最後は「酥」が足の裏からすべて抜け出るようにイメージして終了【1セット】。

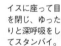

「酥」が流れる
順番

頭の表面
▼
頭の中
▼
顔
▼
首
▼
肩
▼
腕
▼
手のひら
▼
胸
▼
背中
▼
胸の中
▼
内臓すべて
▼
腰
▼
骨盤の中
▼
脚の表面
▼
脚の中
▼
足裏

1セット

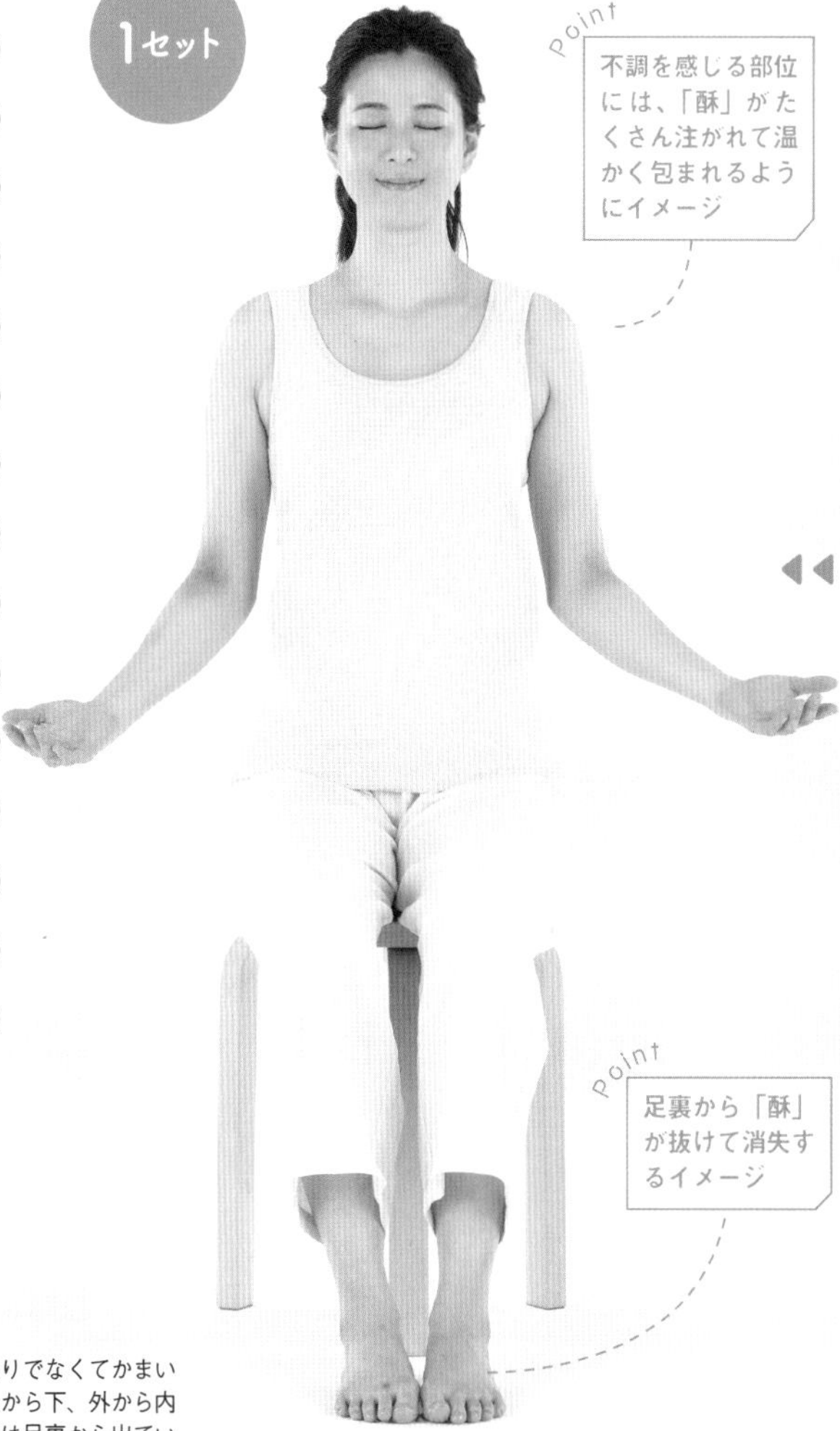

Point
呼吸は止めない

Point
不調を感じる部位には、「酥」がたくさん注がれて温かく包まれるようにイメージ

Point
足裏から「酥」が抜けて消失するイメージ

※完全にこの通りでなくてかまいませんが、上から下、外から内に流れ、最後は足裏から出ていくようにイメージしてください。

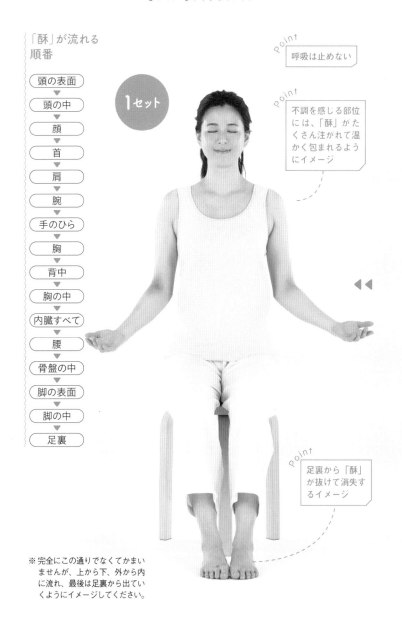

自律神経を整える

セルフケア

Self Care

脳が過度に緊張していると、酸素不足によって自律神経がアンバランスになります。すると、不安神経症やパニック障害の症状が出やすくなることが知られています。そこで、普段から体の緊張やコリをほぐして、血流をよくする「セルフケア」を行いましょう。

特に不安神経症やパニック障害の人は、頭や首がガチガチに硬く

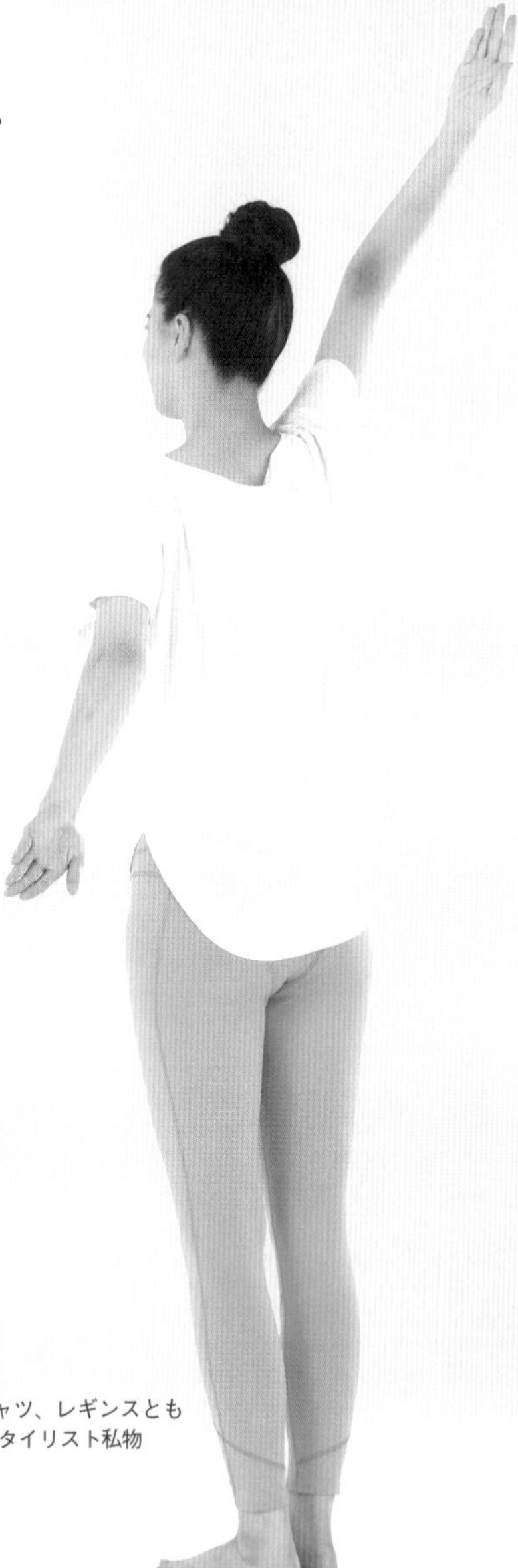

Tシャツ、レギンスともにスタイリスト私物

なっている人が多いです。頭が緊張すると、脳への血流が不足して酸欠状態になります。目を酷使しても脳は緊張するので、目を休ませれば脳を休ませることができます。また、首が緊張しているとコリによって自律神経が圧迫されて正常な働きが妨げられます。

呼吸が浅い人も多いので、胸や背中の柔軟性を高めて、大きく肺が膨らむようにサポートするケアも大切です。

手や足などの末端は血流が滞りやすい部位でもあるので、刺激することで全身の血流を促すことにつながります。

部位別
セルフケア
Index

セルフケア：頭

おでこはさみ

動画も
CHECK

不安神経症やパニック症状は脳の使いすぎが一因。
脳の前側をほぐして血流を促すと、脳の働きが正常化します。

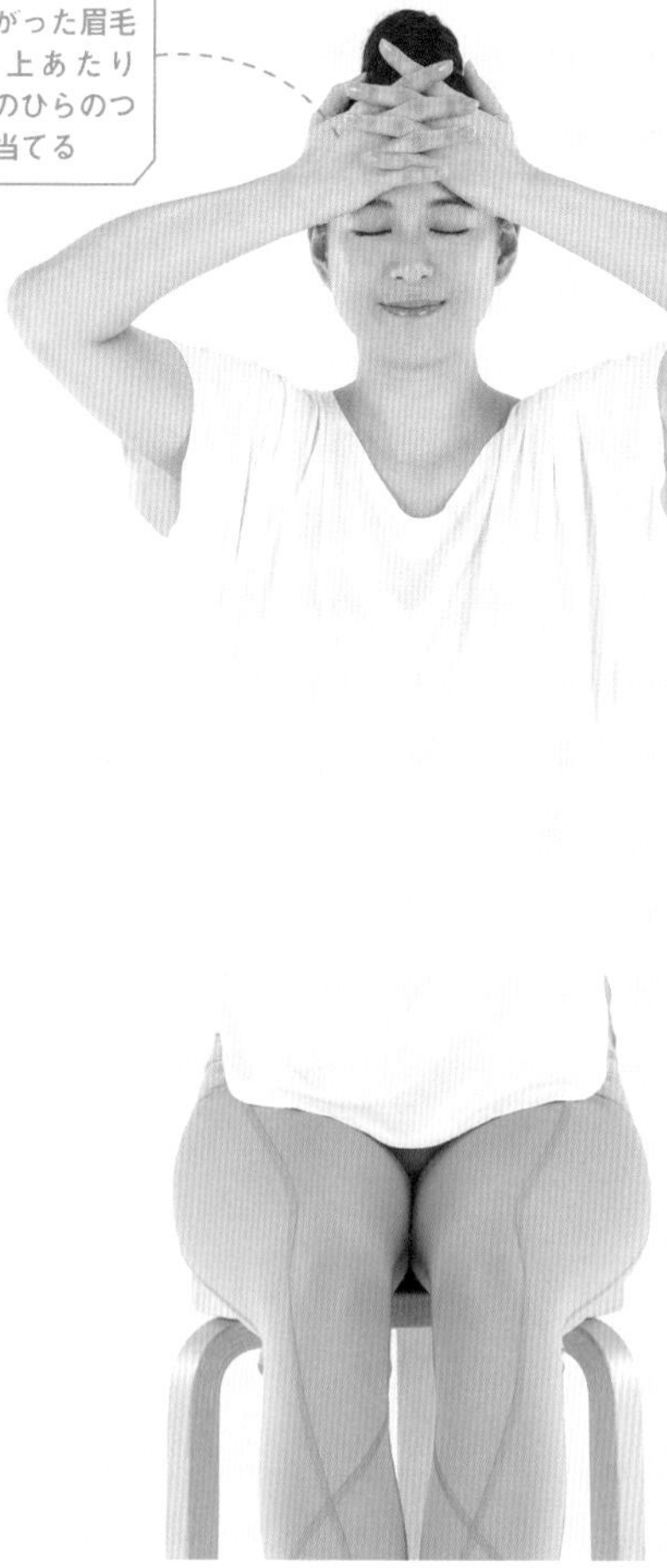

Point
目尻からまっすぐ上に上がった眉毛の少し上あたりに、手のひらのつけ根を当てる

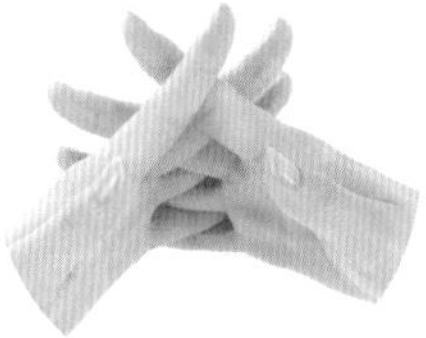

このように指を組む。

やり方

イスに座り、指を組んだ手のつけ根をおでこ(眉尻のやや上)に当てる。息をはきながら、手のつけ根を内側に寄せるようにギューッと圧をかけ、息をはき切ったら手の力を抜く。これを1分くり返す。

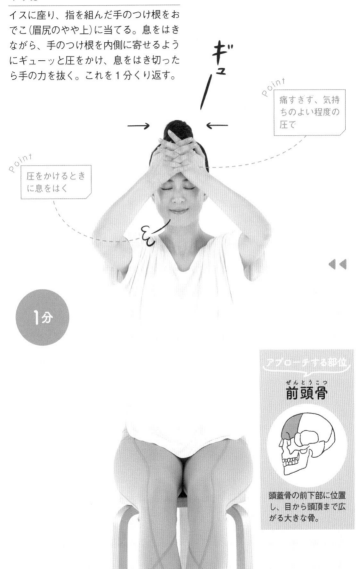

Point
痛すぎず、気持ちのよい程度の圧で

Point
圧をかけるときに息をはく

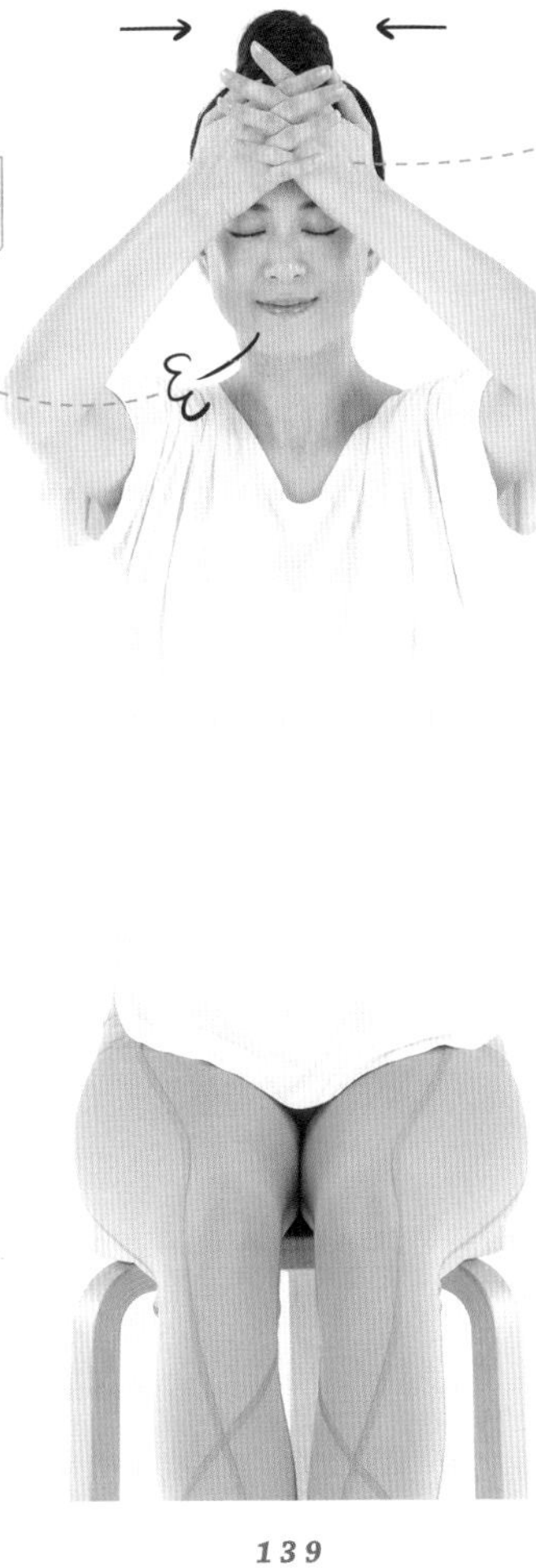

1分

アプローチする部位

前頭骨《ぜんとうこつ》

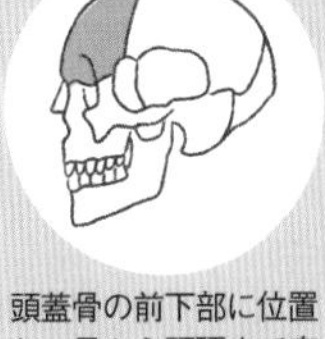

頭蓋骨の前下部に位置し、目から頭頂まで広がる大きな骨。

セルフケア：頭

おでこと後頭部はさみ

動画も
CHECK

不安や恐怖を感じる扁桃体の過剰な反応を抑えるのが、脳の前側。ほぐせば、感情をコントロールしやすくなります。

Point
眉間のあたりに手のひらのつけ根を当てる

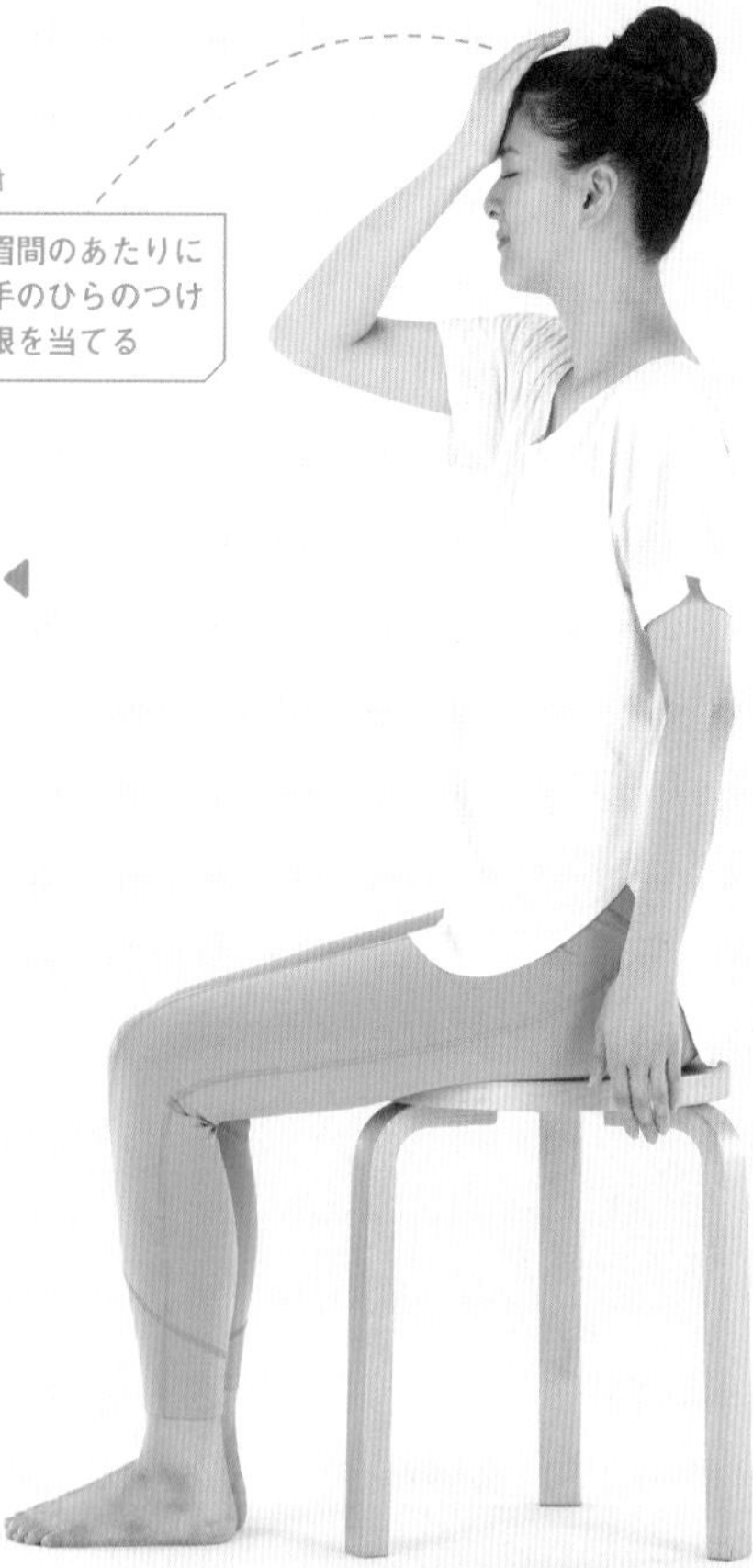

やり方

イスに座り、どちらかの手のひらを眉間に当てる。反対の手は後頭部に当てて支える。息をはきながら、眉間に当てた手のつけ根をしぼり上げるようにギューと圧をかけながら皮膚をすべらせる。息をはき切ったら手のつけ根を眉間に戻す。これを１分くり返す。同様に、おでこの左側、右側に手のひらの位置をずらして３か所行う。

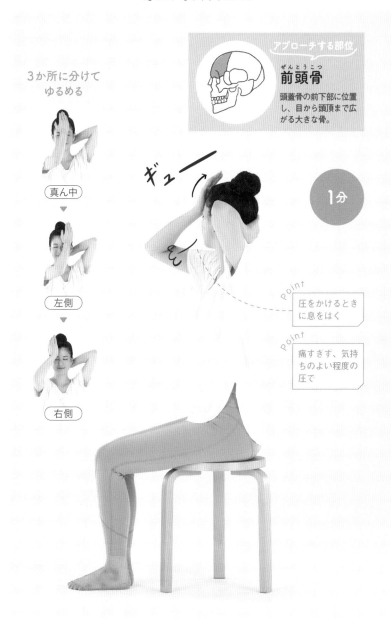

アプローチする部位

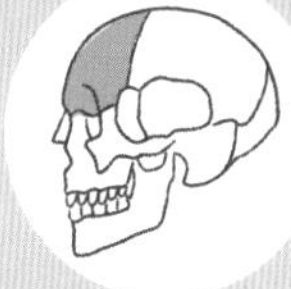

前頭骨《ぜんとうこつ》

頭蓋骨の前下部に位置し、目から頭頂まで広がる大きな骨。

1分

3か所に分けてゆるめる

真ん中

▼

左側

▼

右側

Point
圧をかけるときに息をはく

Point
痛すぎず、気持ちのよい程度の圧で

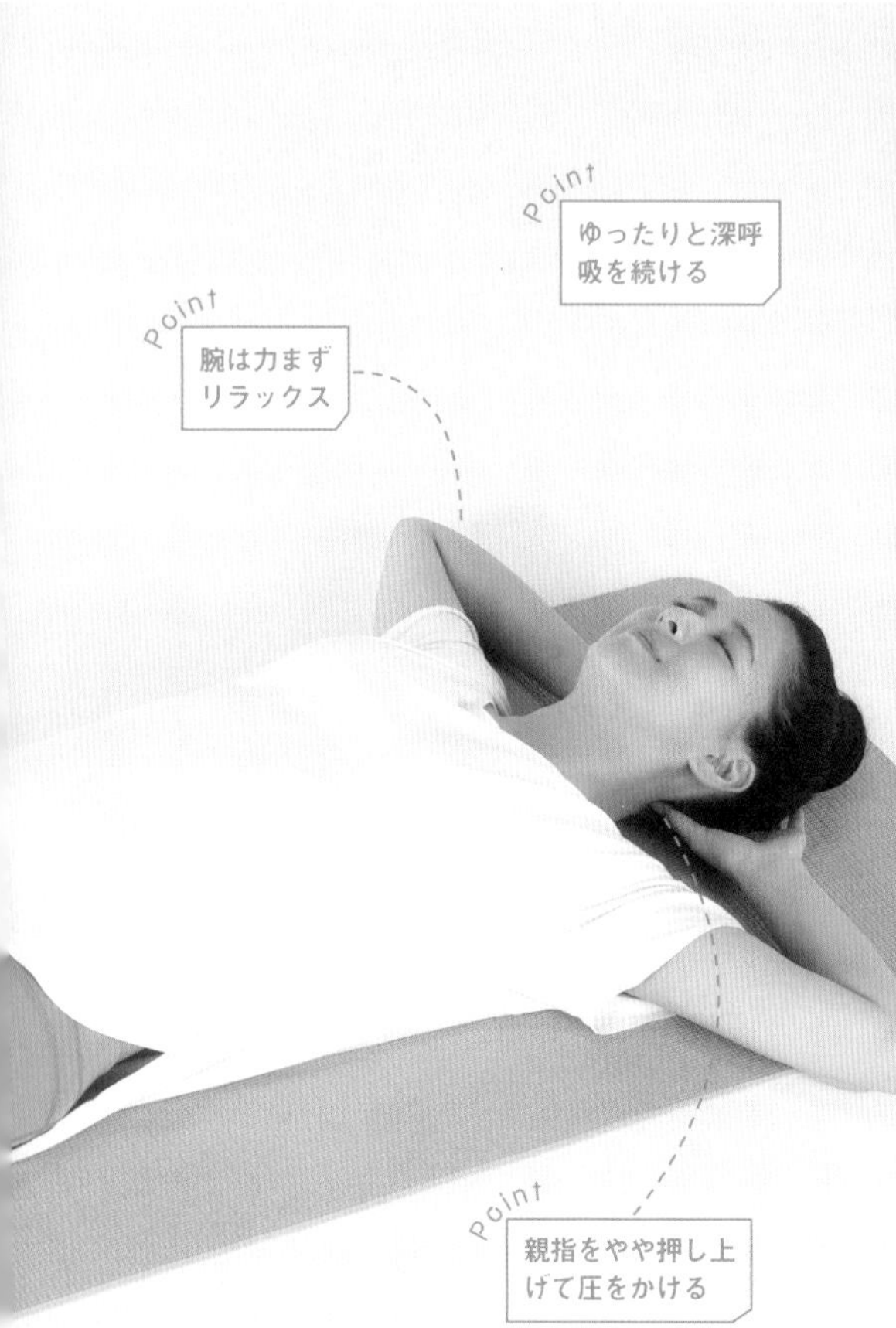
Point
腕は力まず
リラックス
Point
ゆったりと深呼
吸を続ける
Point
親指をやや押し上
げて圧をかける

アプローチする部位

後《こう》頭《とう》下《か》筋《きん》

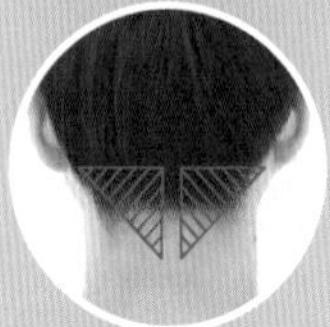

後頭部の深部にある筋肉。緊張すると眼精疲労や頭痛の原因に。

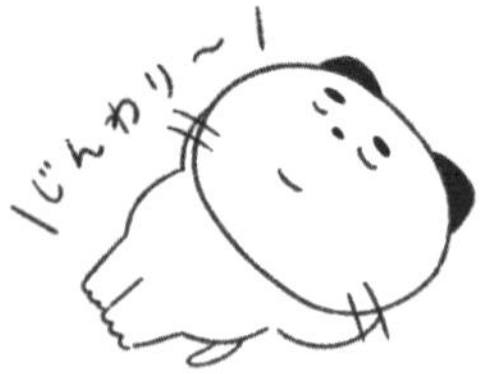
じんわり～!

手の当て方

後頭部のすぐ下のくぼみ部分に親指をひっかけ、残りの4本の指は頭を支えるように当てる。

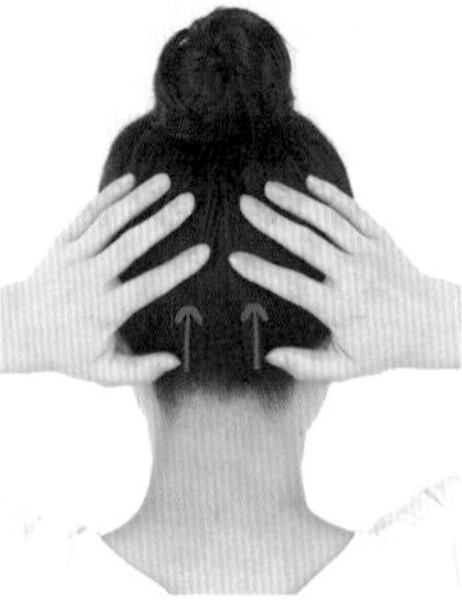

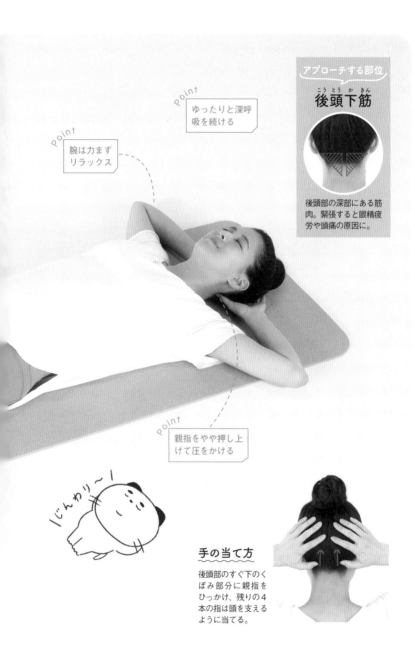

セルフケア：頭

後頭部をゆるめるケア

動画も
CHECK

後頭部のコリで神経の通り道が圧迫されると、不安感が強くなります。普段からしっかりほぐしておきましょう。

1〜3分

やり方

仰向けに寝て、**手の当て方**の通りに手をおいたら目を閉じる。親指をやや立てるように下から上に向かって圧をかけて、１分リラックスする。腕が疲れていなければ、２〜３分やってもOK。

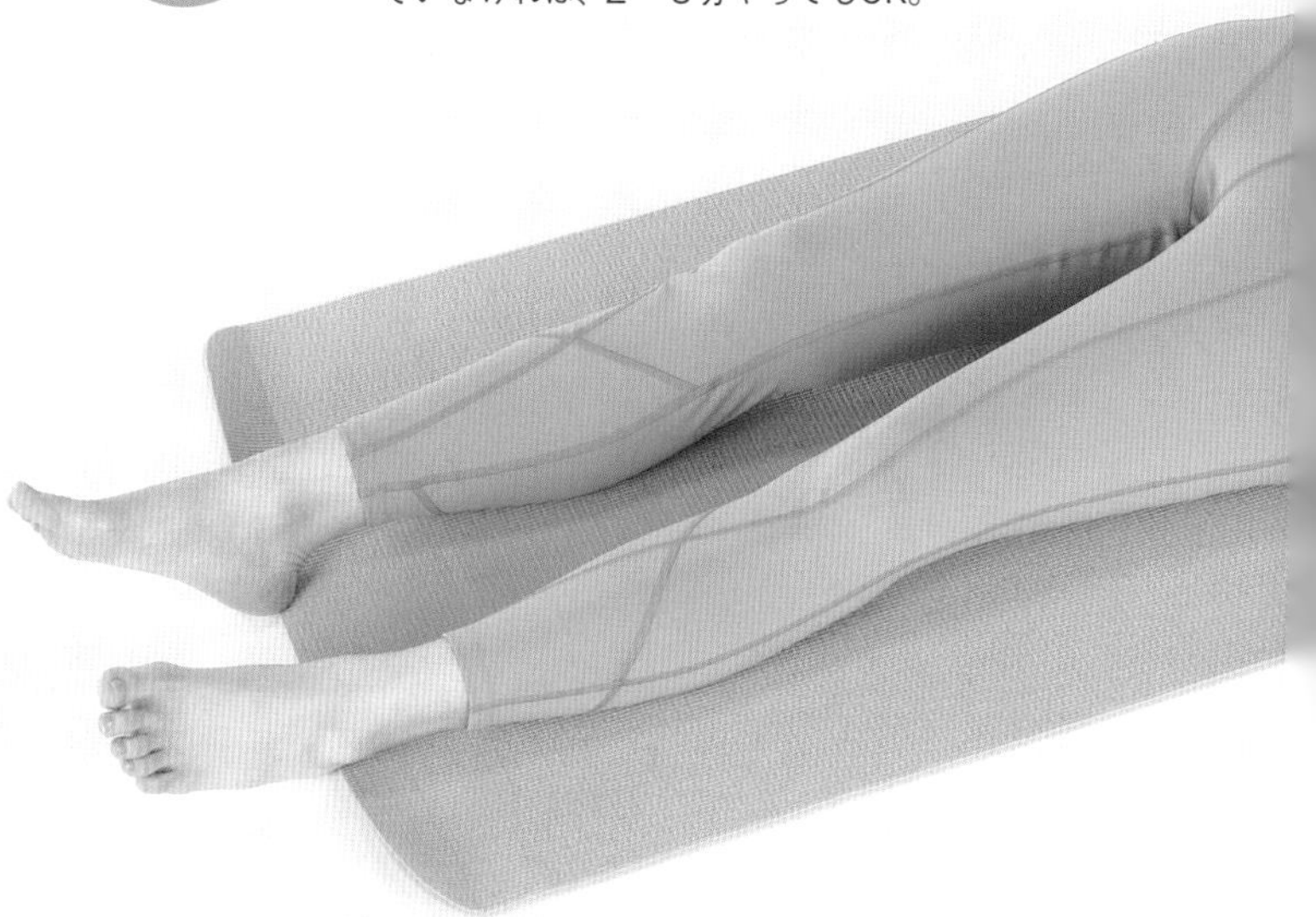

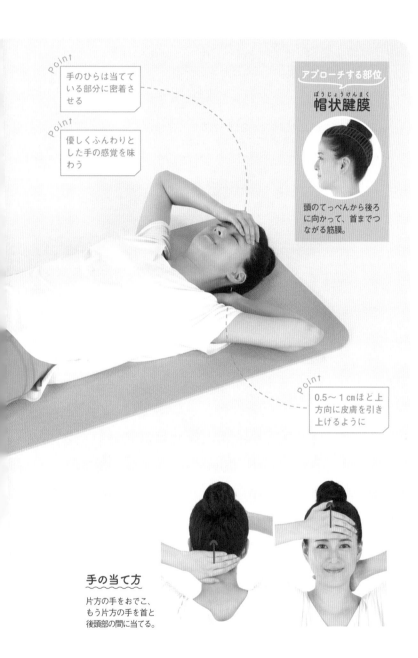

Point
手のひらは当てている部分に密着させる

Point
優しくふんわりとした手の感覚を味わう

アプローチする部位

帽状腱膜《ぼうじょうけんまく》

頭のてっぺんから後ろに向かって、首までつながる筋膜。

Point
0.5～１cmほど上方向に皮膚を引き上げるように

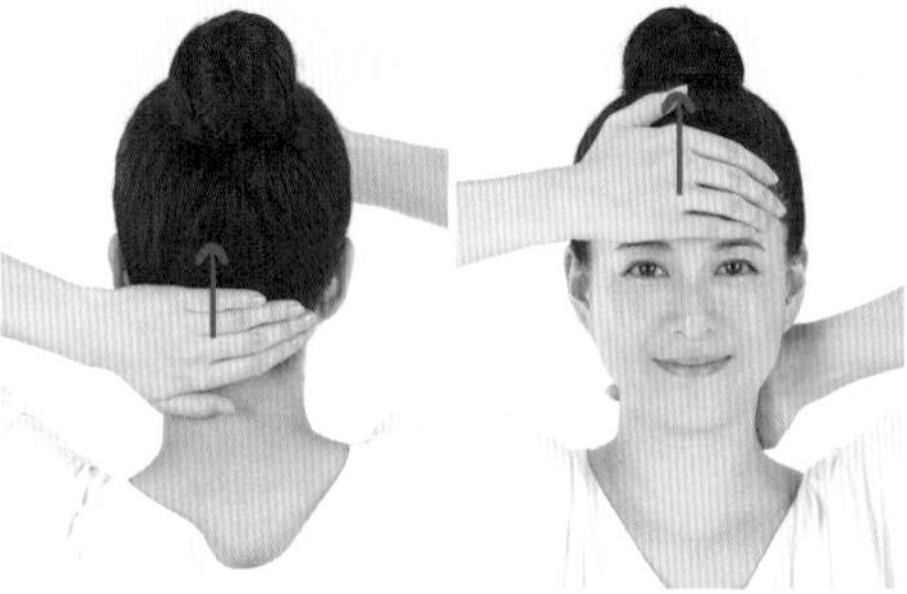

手の当て方

片方の手をおでこ、もう片方の手を首と後頭部の間に当てる。

セルフケア：頭

頭の筋膜をゆるめるケア

動画も
CHECK

頭のてっぺんから首までつながる帽状腱膜をほぐすと、
頭と首がゆるみます。顔のシワ、たるみの改善にも有効です。

1〜3分

やり方

仰向けに寝て、手の当て方の通りに手をおいたら目を閉じる。両手ともに0.5〜1㎝くらい上方向に皮膚を引っ張り上げるように圧をかけて、1分リラックスする。腕が疲れていなければ、2〜3分やってもOK。

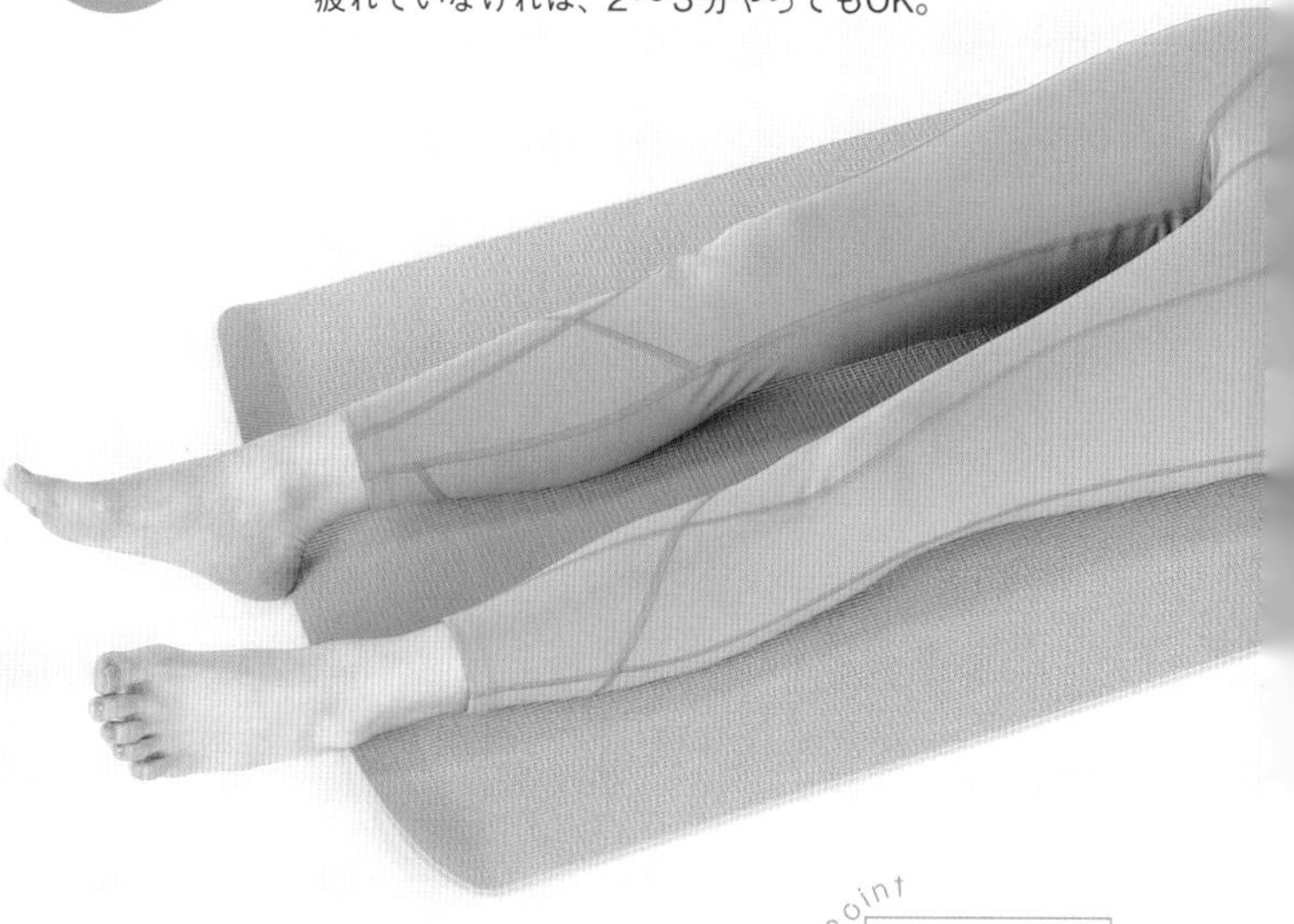

Point
ゆったりと深呼吸を続ける

セルフケア：目

目のお手当て

動画も
CHECK

目まわりの血流は自律神経の調節に関わります。手で優しく目を覆って休ませれば、ピント調節もしやすくなります。

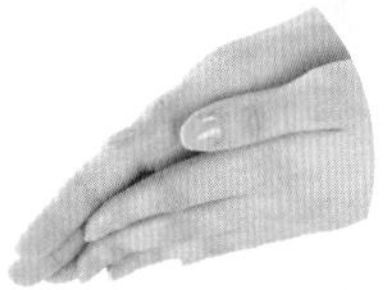

10〜20秒ほど手をさすり、手を温めてスタンバイ。

Point
手をお椀のように軽く丸める

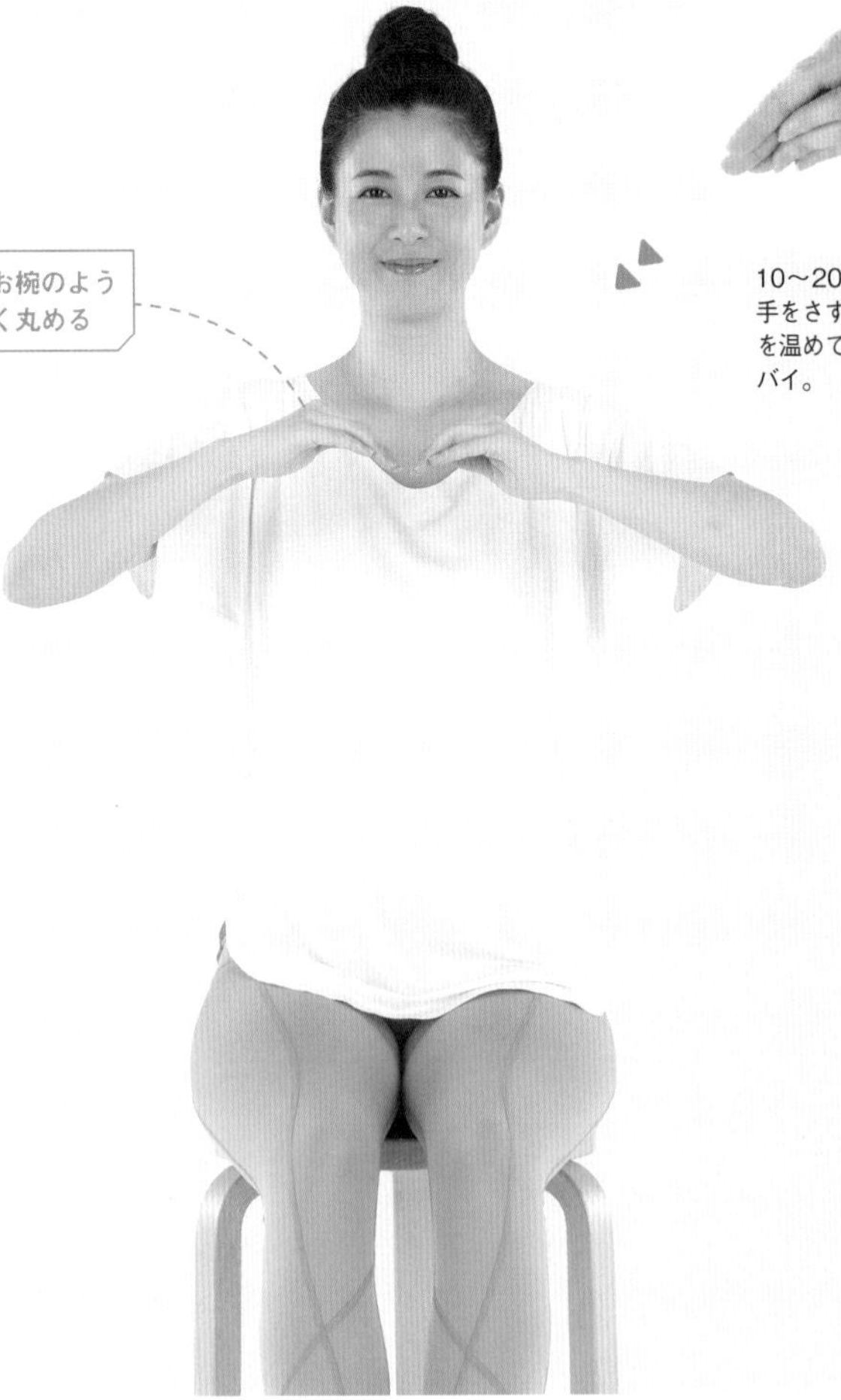

やり方

イスに座って手をお椀型に軽く丸めたら、優しく目を覆う。目はぼんやり開けたままで深呼吸を3回する。次は、目を閉じて深呼吸を3回する〔1セット〕。これを2〜3セットくり返し、最後は目を閉じた状態で手を外してから、目をゆっくり開ける。

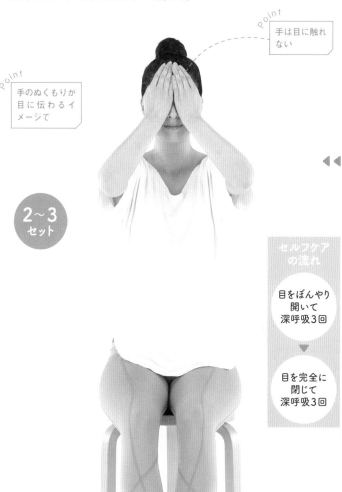

Point
手は目に触れない

Point
手のぬくもりが目に伝わるイメージで

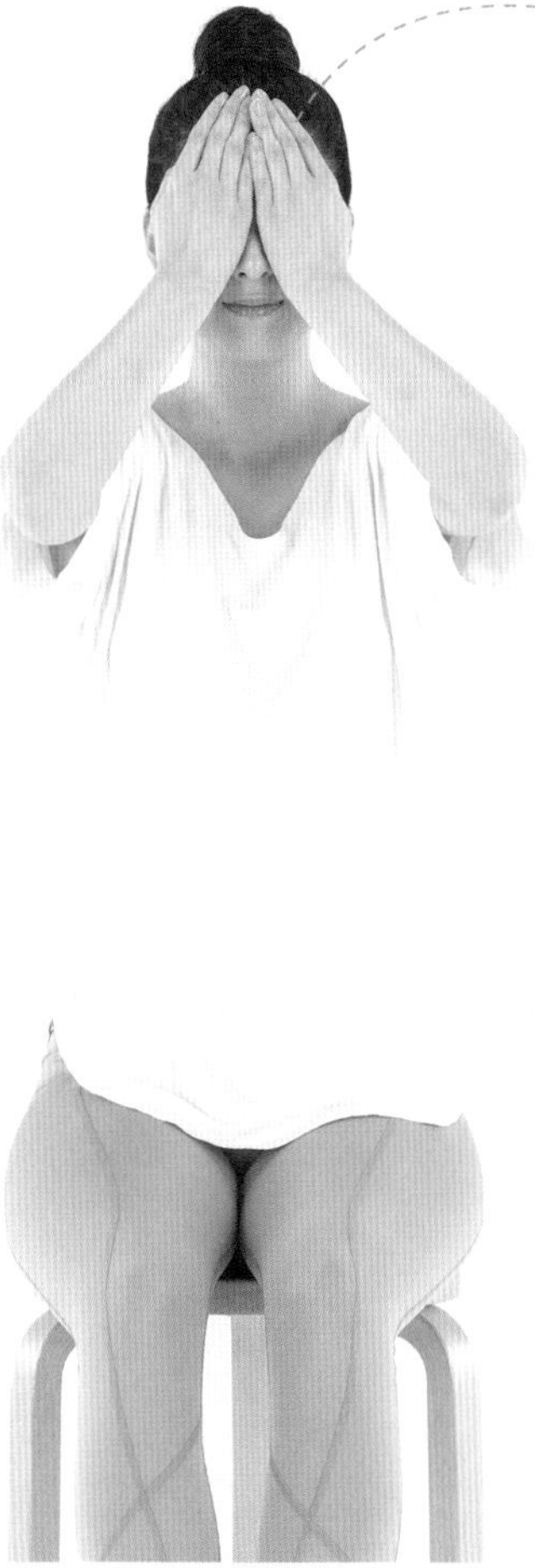

2〜3セット

セルフケアの流れ

目をぼんやり開いて深呼吸3回

▼

目を完全に閉じて深呼吸3回

セルフケア：首

首こり解消① 胸鎖乳突筋ほぐし

動画も CHECK

自律神経を整えるうえで重要な首の筋肉をほぐす方法。
首はデリケートなので、無理なく気持ちのよい範囲で行いましょう。

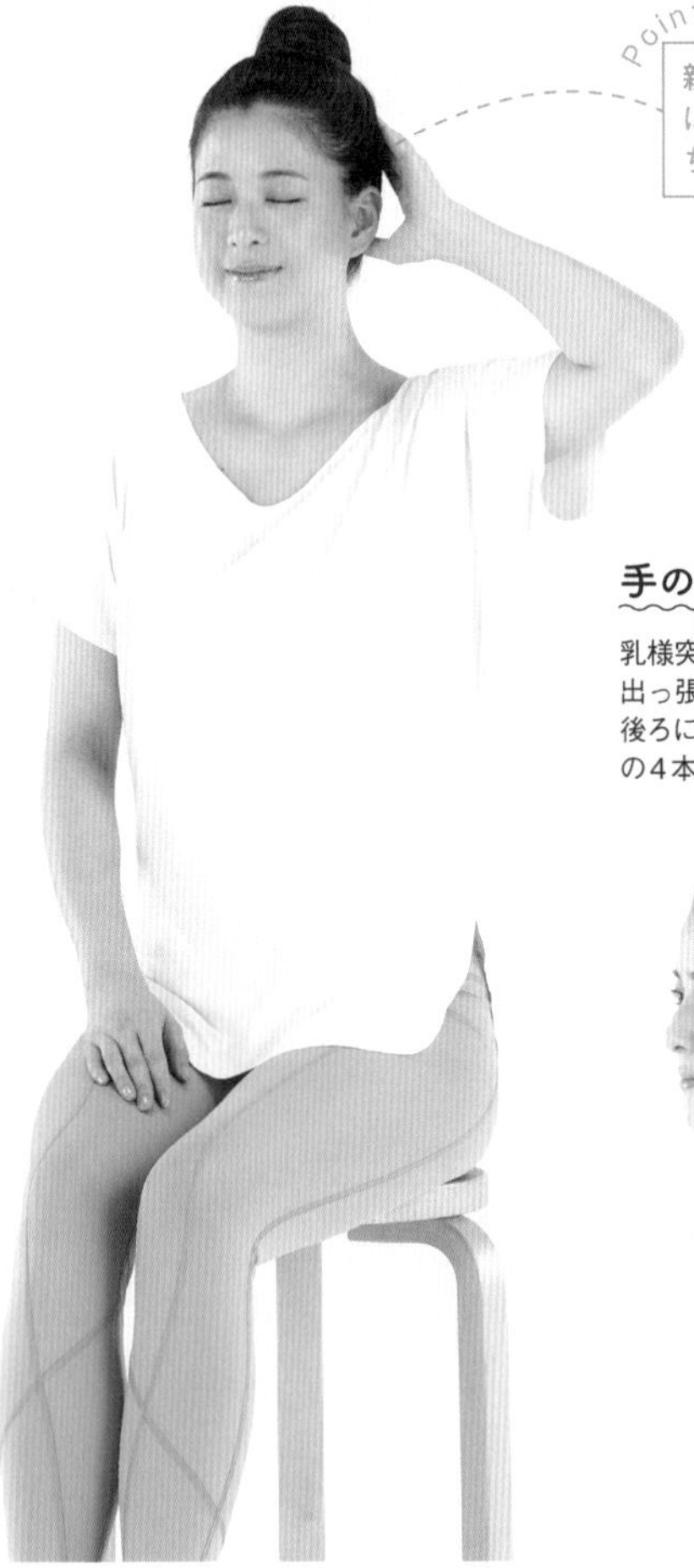

Point
親指を押し込むときは、痛すぎず、気持ちのよい程度の圧で

手の当て方

乳様突起（耳たぶの後ろ側にある出っ張った骨）の下で、指１本分後ろに片手の親指を当てる。残りの４本は頭を支えるように当てる。

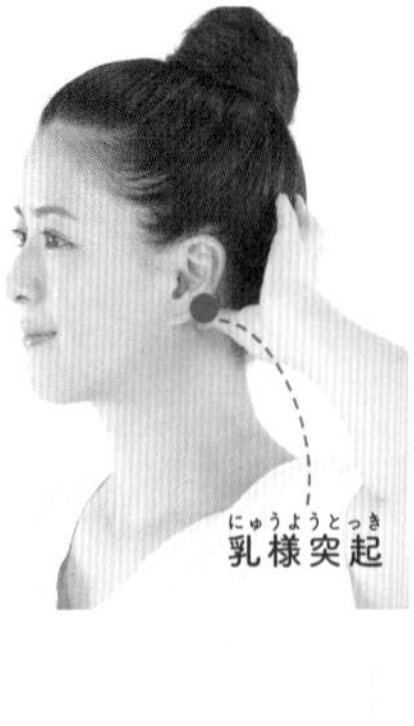

やり方

イスに座り、手の当て方の通りに手をおいたら目を閉じる。親指は斜め上に向かって軽く圧をかけ、さらに顔を手と反対側の斜め上に向けて深呼吸をしながら30秒キープ。反対側も同様に行う。

左右
各30秒

Point
顔をやや斜め上に向ける程度で、首を大きくひねらない
Point
圧をかけている親指以外の指の力は抜く
Point
自然な呼吸を続ける

アプローチする部位

胸鎖乳突筋《きょうさにゅうとつきん》

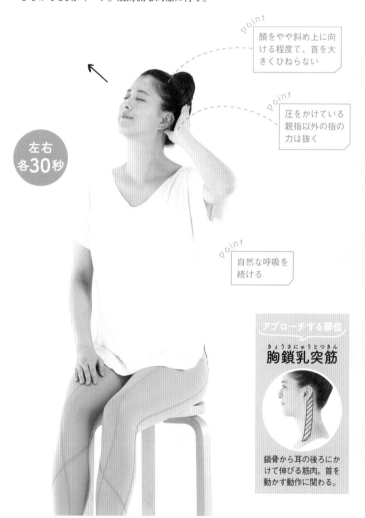

鎖骨から耳の後ろにかけて伸びる筋肉。首を動かす動作に関わる。

セルフケア：首

首こり解消② 後頭下筋ほぐし

動画もCHECK

後頭部の詰まりを解消するケア。自律神経と関係が深い首の筋肉もほぐれ、頭痛、めまい、不眠の改善にも効果的です。

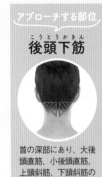

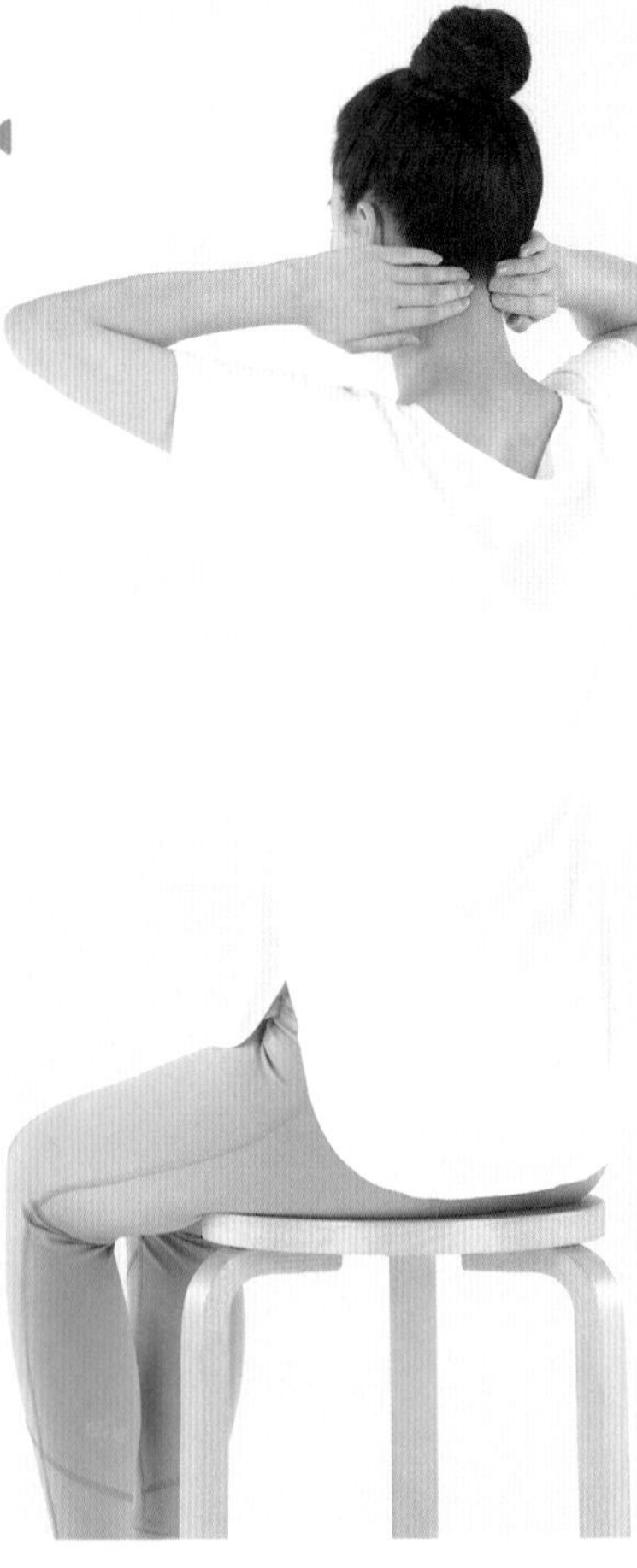

アプローチする部位

後頭下筋《こうとうかきん》

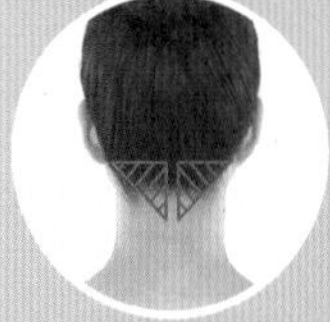

首の深部にあり、大後頭直筋、小後頭直筋、上頭斜筋、下頭斜筋の4つの筋肉で構成。

手の当て方

頸椎《けいつい》（首の真ん中にある骨）から指1本分外側に両手の人さし指、中指、薬指の3本の指を当てる。薬指は後頭骨のすぐ下にあるくぼみにくるようにする。

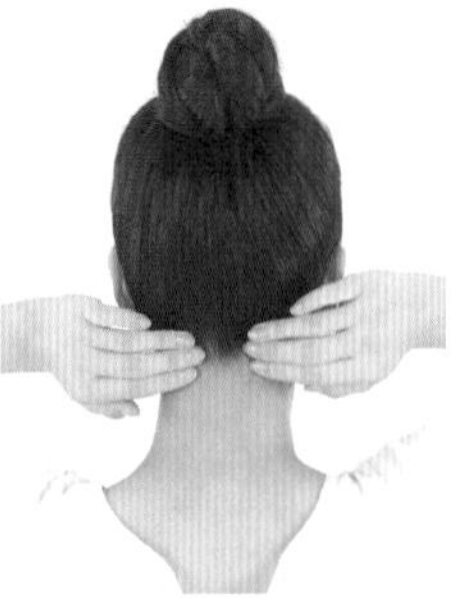

やり方

イスに座り、手の当て方の通りに手をおいたら目を閉じる。首に当てている3本を押し込むように指に軽く圧をかけ、その状態で首を上に向け、続けて下を向く。これを5回くり返したら、首を元の位置に戻す〔1セット〕。次に、指1本分外側に指の位置を動かし、同様に行う。さらに指1本分外側に動かして、同様に行う。

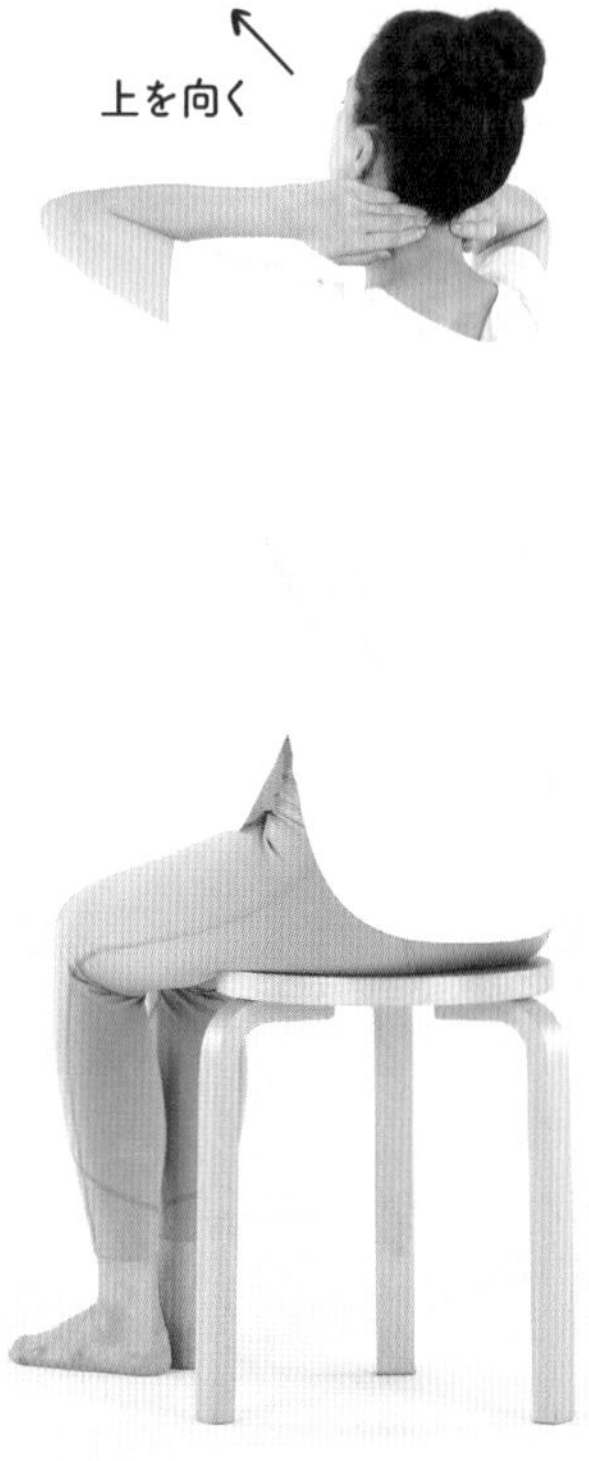

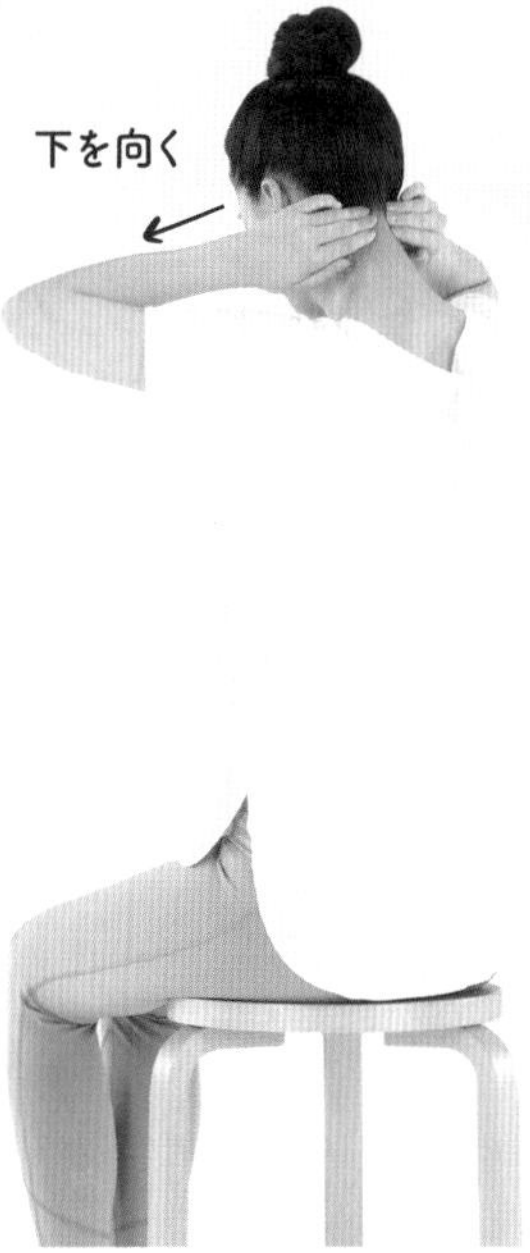

3か所で各1セット

位置のずらし方

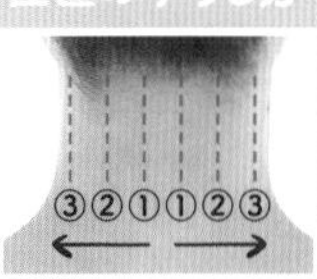

後頭下筋は横に広いので、①→③の順に位置を動かしてほぐす。

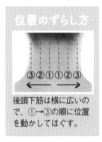

セルフケア：手

指の間ほぐし

動画も
CHECK

人さし指から小指までの4本の指の骨の間は、首のリンパと関連する反射区。気持ちよく刺激してほぐしましょう。

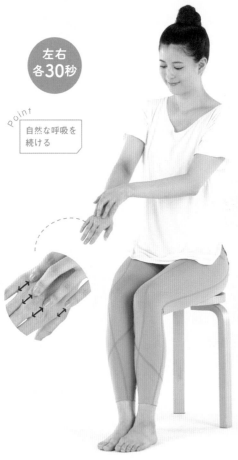

左右
各30秒

Point
自然な呼吸を続ける

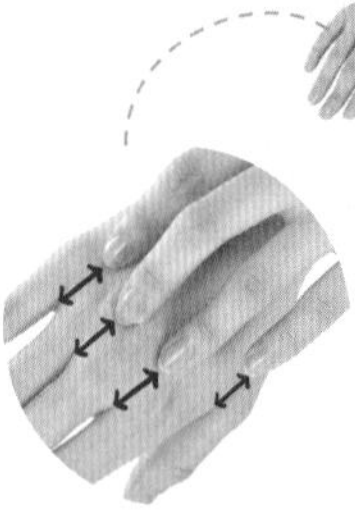

位置のずらし方

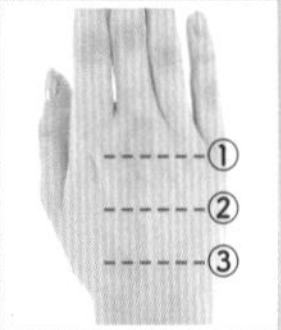

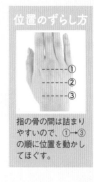

指の骨の間は詰まりやすいので、①→③の順に位置を動かしてほぐす。

やり方

イスに座り、手の甲の人さし指～小指までの4本の指の骨と骨の間に、反対の手の人さし指、中指、薬指の腹を当て、軽く圧をかけながら縦にゆらして10秒刺激を入れる。次に、刺激する部位を1㎝ほど手首側に移動して同様に行い、さらに1㎝ほど移動して同様に行う。反対側も同様に行う。

セルフケア：手

手の側面ほぐし

動画も
CHECK

手の小指側の側面を刺激して肩と首にアプローチ。
肩と首がほぐれるうえ、めまいや耳鳴りの改善にも有効です。

Point
息をはきながら押し込む

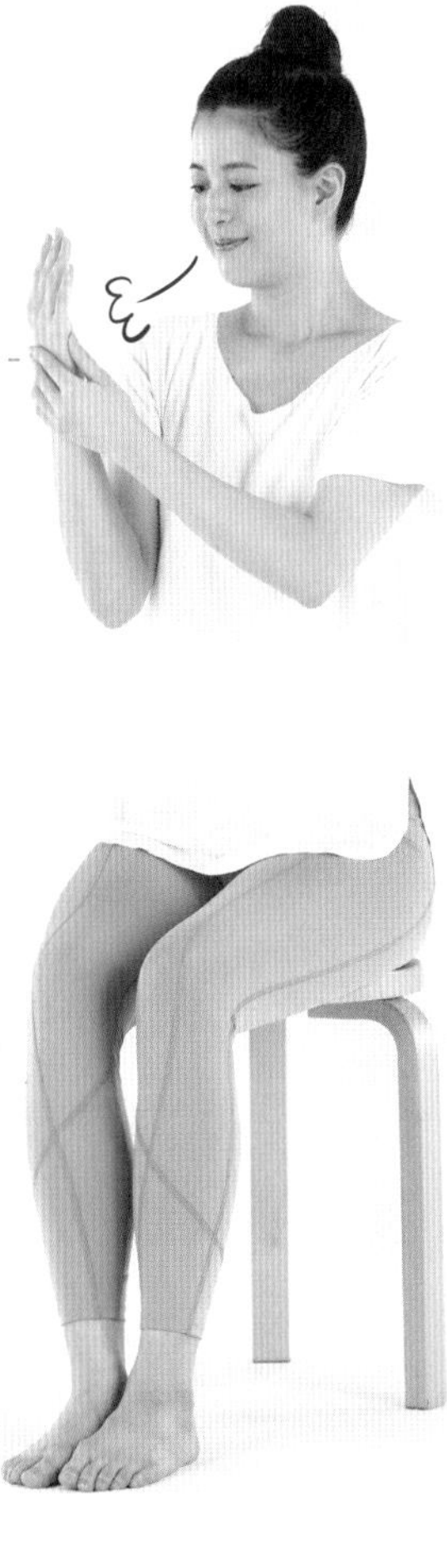

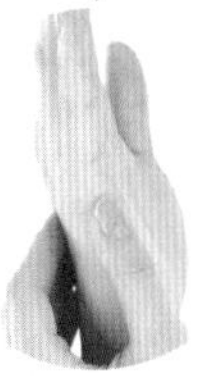

アプローチする部位

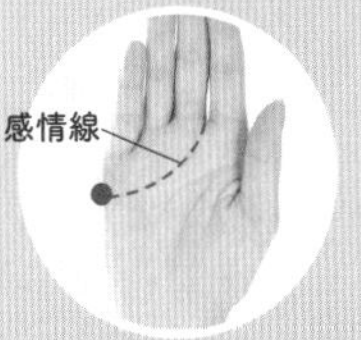

小指側の側面のつけ根にある骨のすぐ下で、感情線の端の部分。

左右
各3〜5回

めまいや耳鳴りにも効果的！

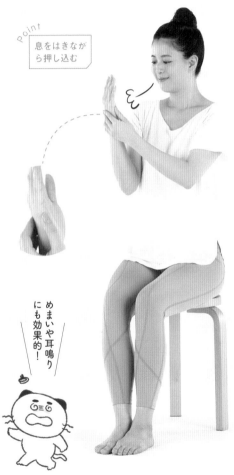

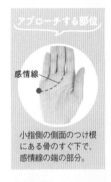

やり方

イスに座り、小指の側面にある骨の膨らみのすぐ下あたり（感情線の小指側の端）に、反対の親指を当てる。息を吸って、はきながら当てている親指を押し込んで10秒刺激を入れたら、力を抜く。これを3〜5回くり返す。反対側も同様に行う。

セルフケア：手

小指の爪のつけ根ほぐし

動画も
CHECK

小指を刺激すると腕→肩甲骨→肩→首のライン全体がゆるみます。ストレス由来の首こりや肩こりの改善に効果的です。

左右
各3〜5回

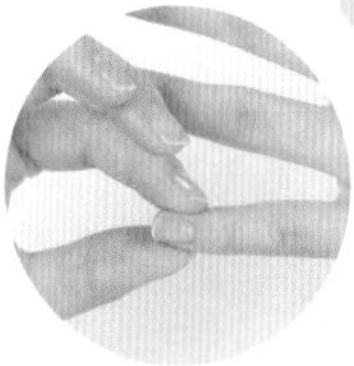

Point
痛気持ちいい程度の強さで

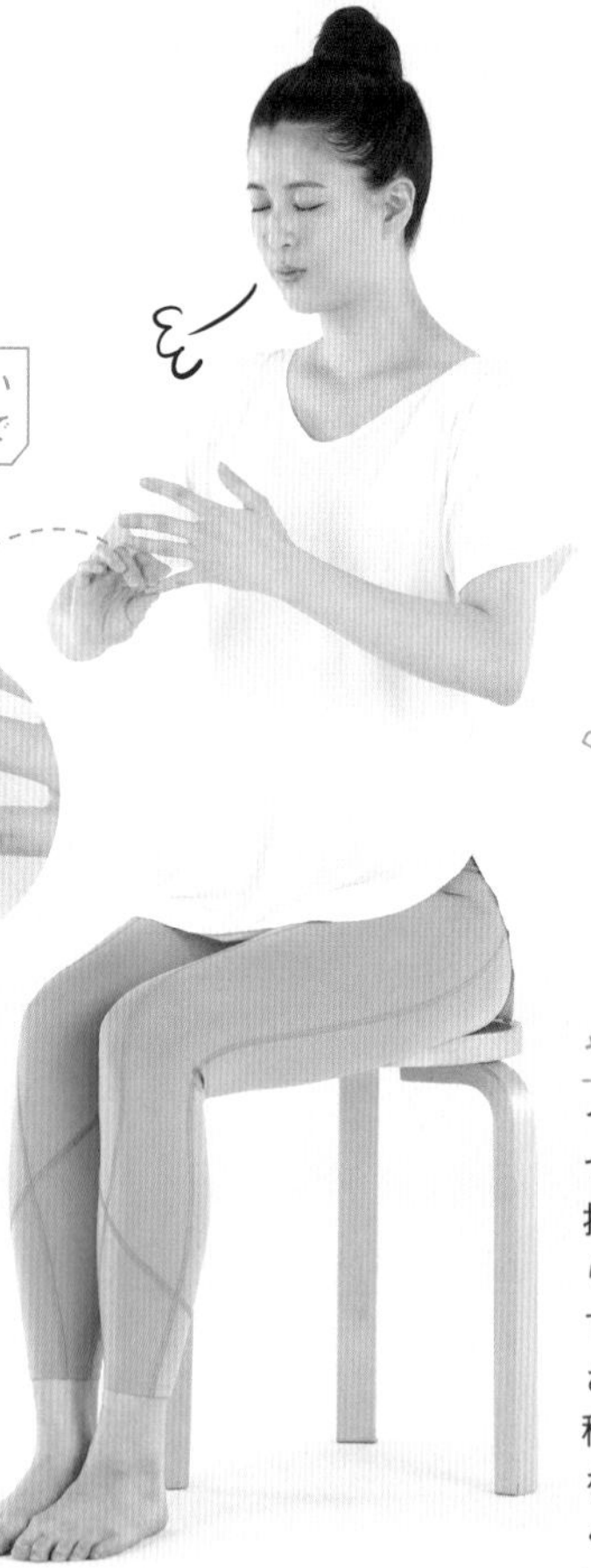

Point
息をはきながら押し込む

アプローチする部位

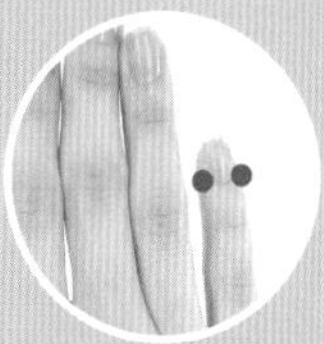

小指の爪のつけ根の両側部分。

やり方

イスに座り、小指の爪のつけ根を反対側の手の親指と人さし指でつまんだら、目を閉じる。息を吸って、はきながら親指と人さし指に圧を加えて10秒間刺激を入れたら、力を抜く。これを3〜5回くり返す。反対側も同様に行う。

セルフケア：手

ブラブラ手首ほぐし

動画も
CHECK

気持ちよく体を動かすと、脳はリラックスして心が落ち着きます。
手首を振るだけなので、いつでもどこでも行えます。

1分

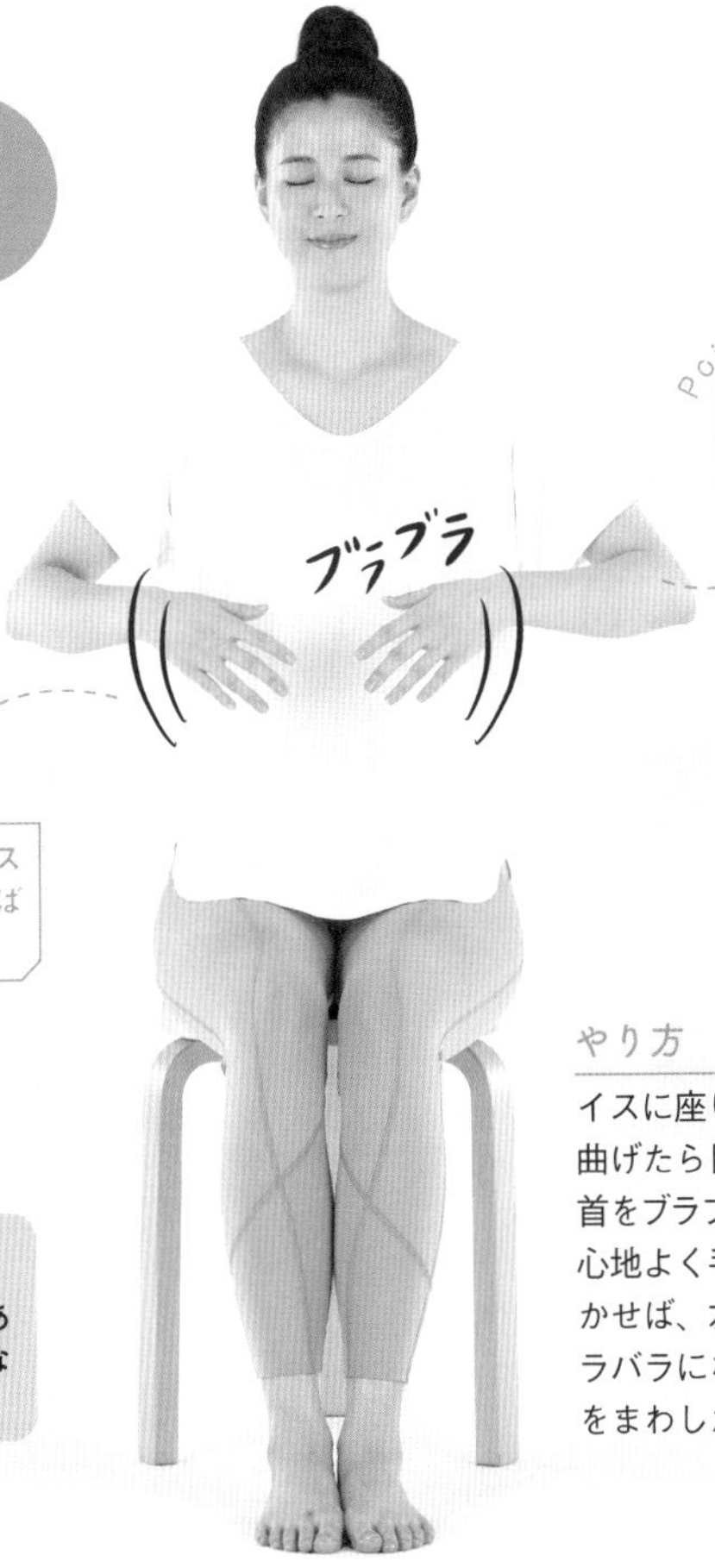

Point
ひじは軽く曲げる

Point
心地よいペースで手首を振ればOK

やり方

イスに座り、ひじを軽く曲げたら目を閉じる。手首をブラブラと1分振る。心地よく手首から先を動かせば、左右の動きがバラバラになっても、手首をまわしたりしてもOK。

⚠注意

手首に痛みがある人は、行わないでください。

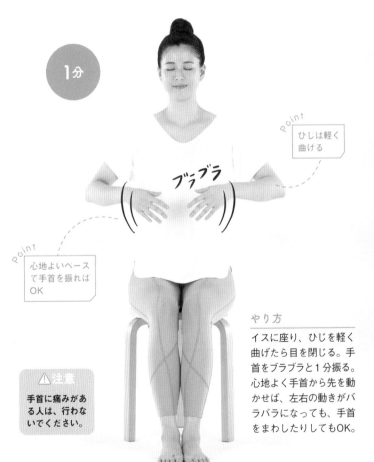

セルフケア：胸・背中

鎖骨をゆるめるケア

動画も
CHECK

呼吸を深めて、脳の酸素不足を解消するケア。鎖骨の下にある筋肉をほぐせば、肺が膨らみやすくなり呼吸がラクになります。

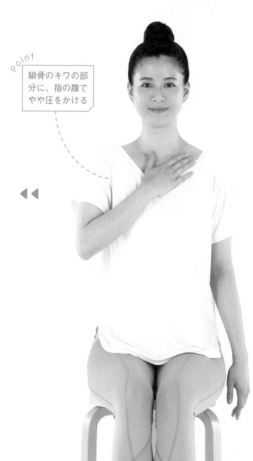

Point
鎖骨のキワの部分に、指の腹でやや圧をかける

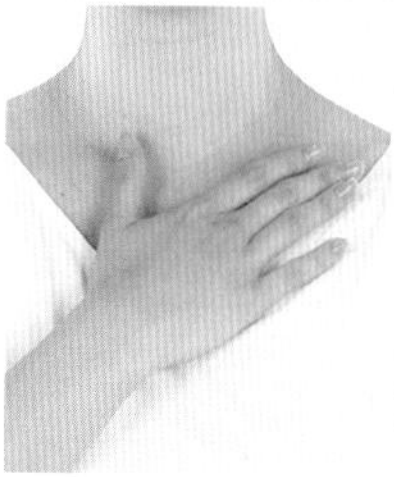

手の当て方

親指以外の４本の指を反対側の鎖骨の下に当てる。

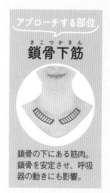

アプローチする部位

鎖骨下筋《さこつかきん》

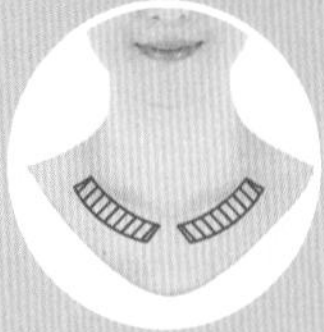

鎖骨の下にある筋肉。鎖骨を安定させ、呼吸器の動きにも影響。

やり方

イスに座り、**手の当て方**の通りに手をおく。押さえている鎖骨側の肩を後ろに大きくゆっくり5〜10回まわす。その後、鎖骨を押さえている指を内側に移動して、同様に行う。さらに、指を最初の位置よりも外側に移動して、同様に行う〔1セット〕。反対側も同様に行う。

左右
各1セット

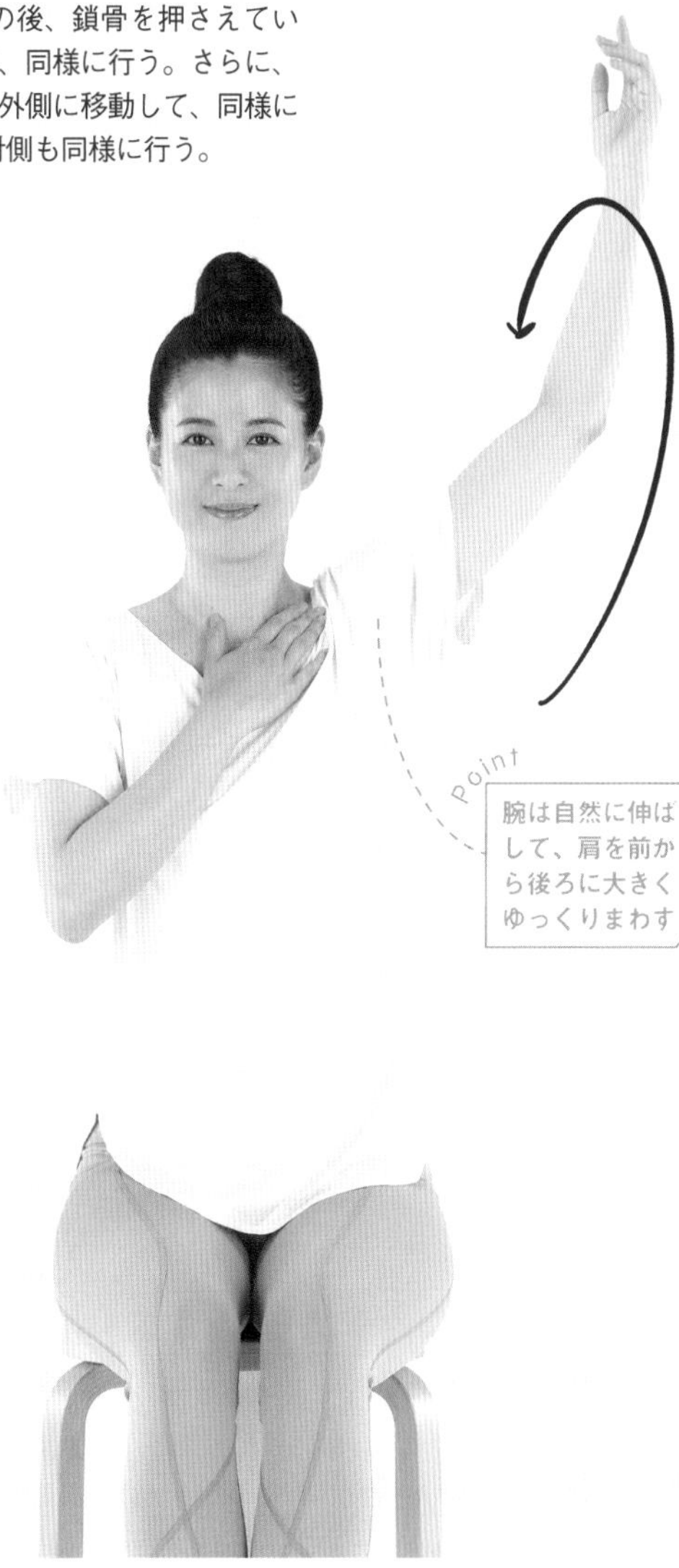

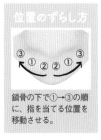

Point
腕は自然に伸ばして、肩を前から後ろに大きくゆっくりまわす

位置のずらし方

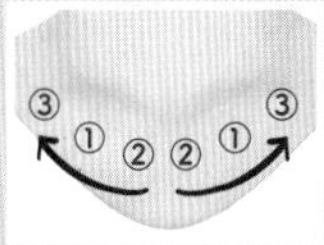

鎖骨の下で①→③の順に、指を当てる位置を移動させる。

セルフケア：胸・背中

ろっ骨をゆるめるケア

動画も
CHECK

ろっ骨をほぐして、呼吸を深めます。パニック症状を防ぐだけでなく、風邪や肺炎後の息苦しさを改善したいときにも。

30秒

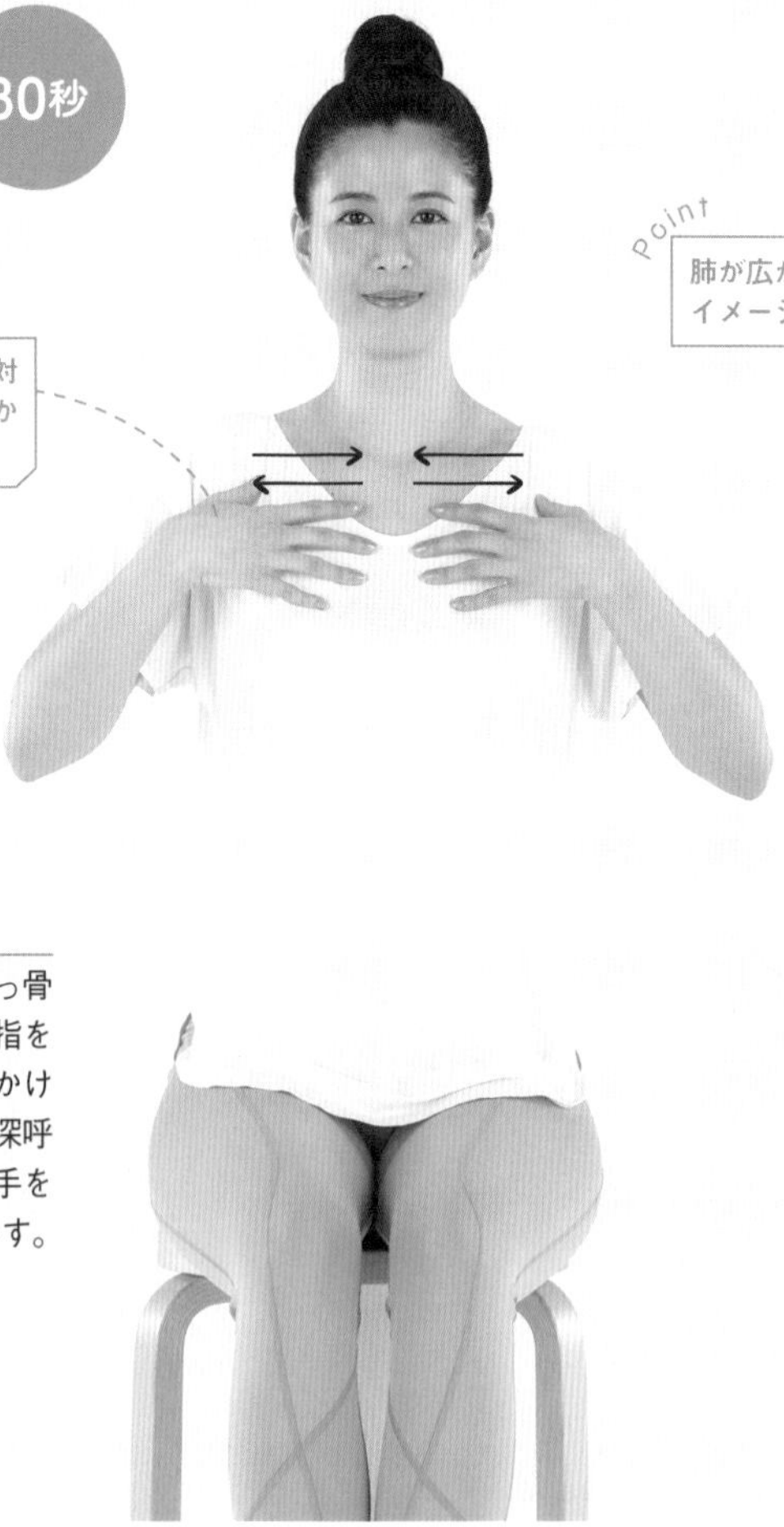

Point
手の動きは左右対称で、皮膚を動かすように行う
Point
肺が広がるイメージで

やり方

イスに座り、ろっ骨とろっ骨の間に指をおき、やや圧をかける。ゆったりと深呼吸をしながら、手を左右に30秒動かす。

セルフケア：胸・背中

肺とつながる経《けい》絡《らく》ケア

動画も
CHECK

肺とつながる気の流れ（経絡）の出口である親指を刺激し、
肺の動きをよくします。呼吸が深まって心身もリラックス。

左右
各30秒

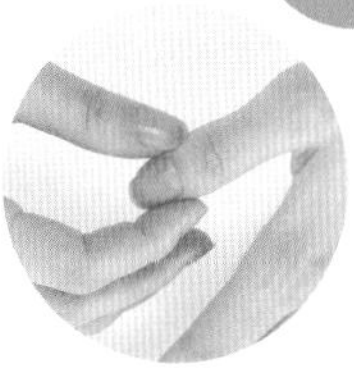

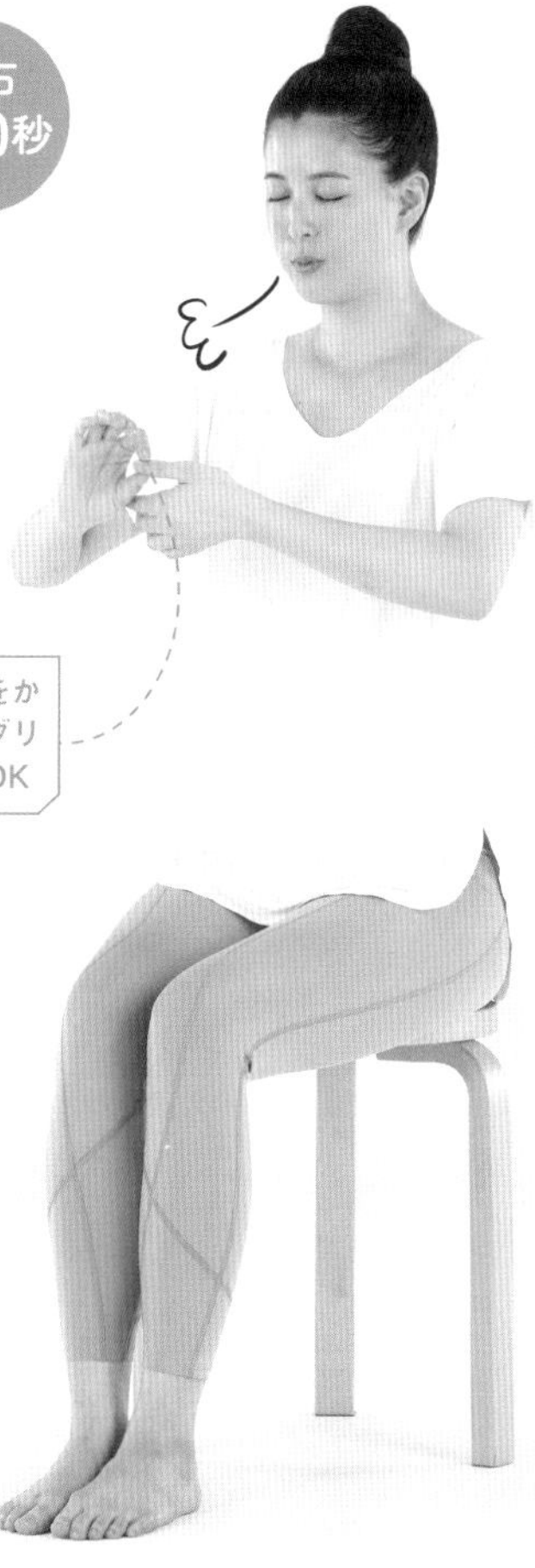

アプローチする部位

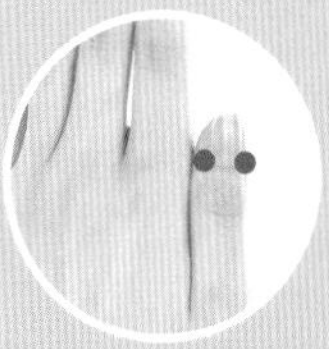

親指の爪のつけ根の両側部分。

Point
じわ〜っと圧をかけても、グリグリとねじってもOK

Point
ゆったりと深呼吸しながら

やり方

イスに座り、親指の爪のつけ根を反対側の手の親指と人さし指でつまんだら、目を閉じる。痛気持ちいい程度の圧をかけたり、ねじって刺激を入れたりしながら30秒刺激する。反対側も同様に行う。

セルフケア：胸・背中

動画も
CHECK

背骨のストレッチ①

背骨の動きが悪くなると、呼吸も浅くなりがち。背骨の柔軟性を高めて、新鮮な空気を脳や全身に取り込みましょう。

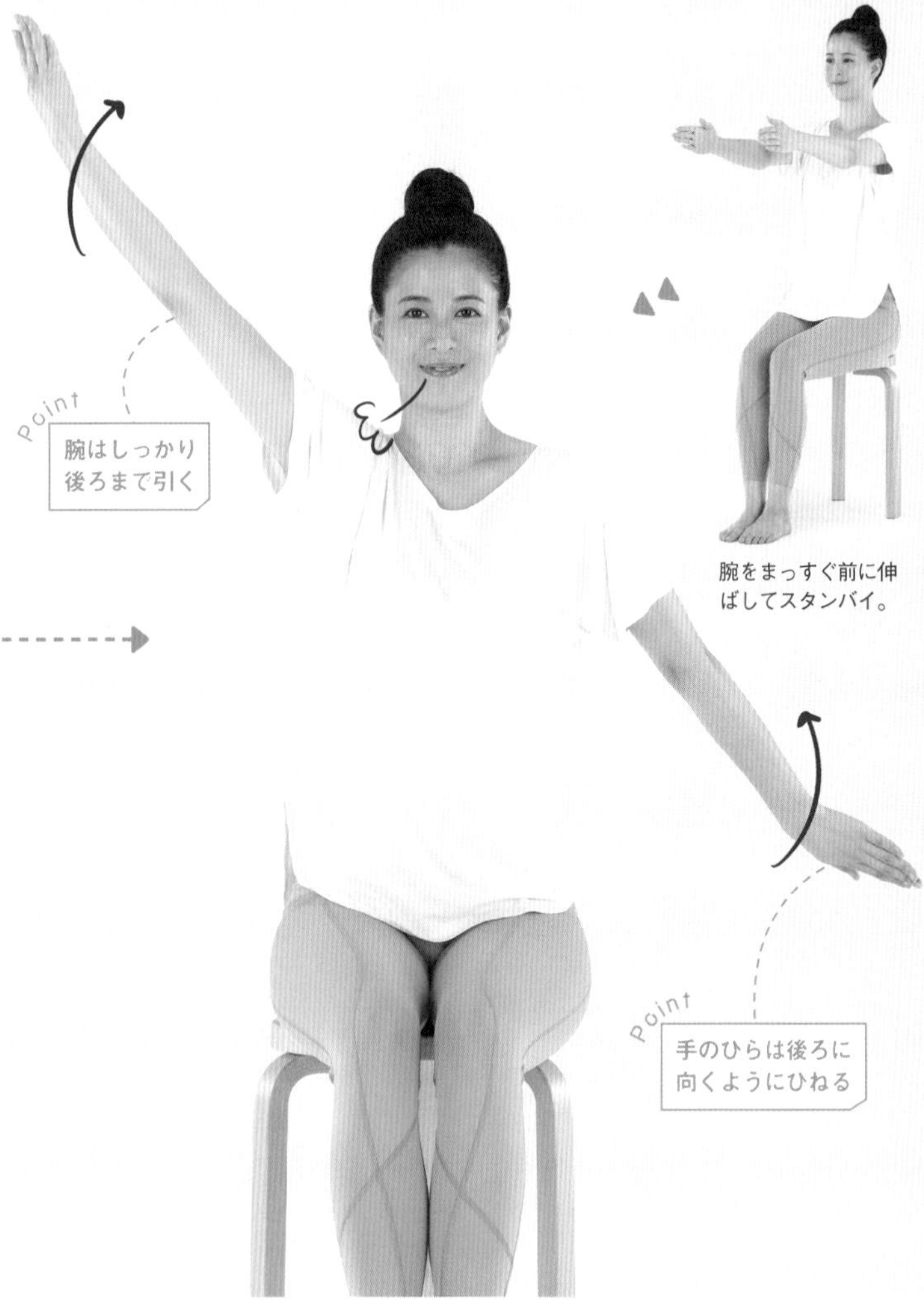

腕をまっすぐ前に伸ばしてスタンバイ。

Point
腕はしっかり後ろまで引く
Point
手のひらは後ろに向くようにひねる

Point

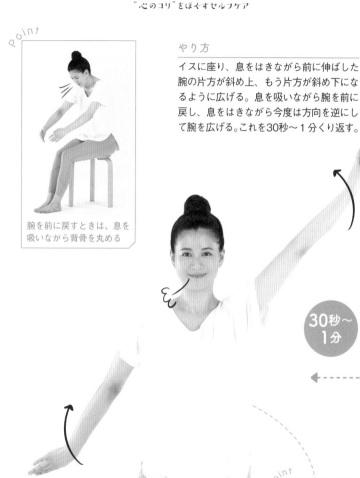

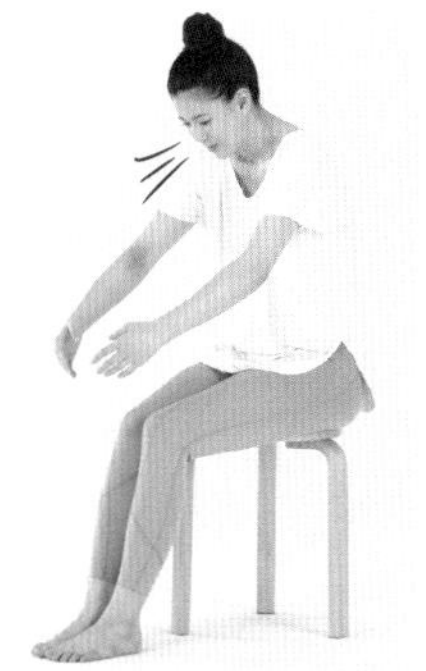

腕を前に戻すときは、息を吸いながら背骨を丸める

やり方

イスに座り、息をはきながら前に伸ばした腕の片方が斜め上、もう片方が斜め下になるように広げる。息を吸いながら腕を前に戻し、息をはきながら今度は方向を逆にして腕を広げる。これを30秒〜1分くり返す。

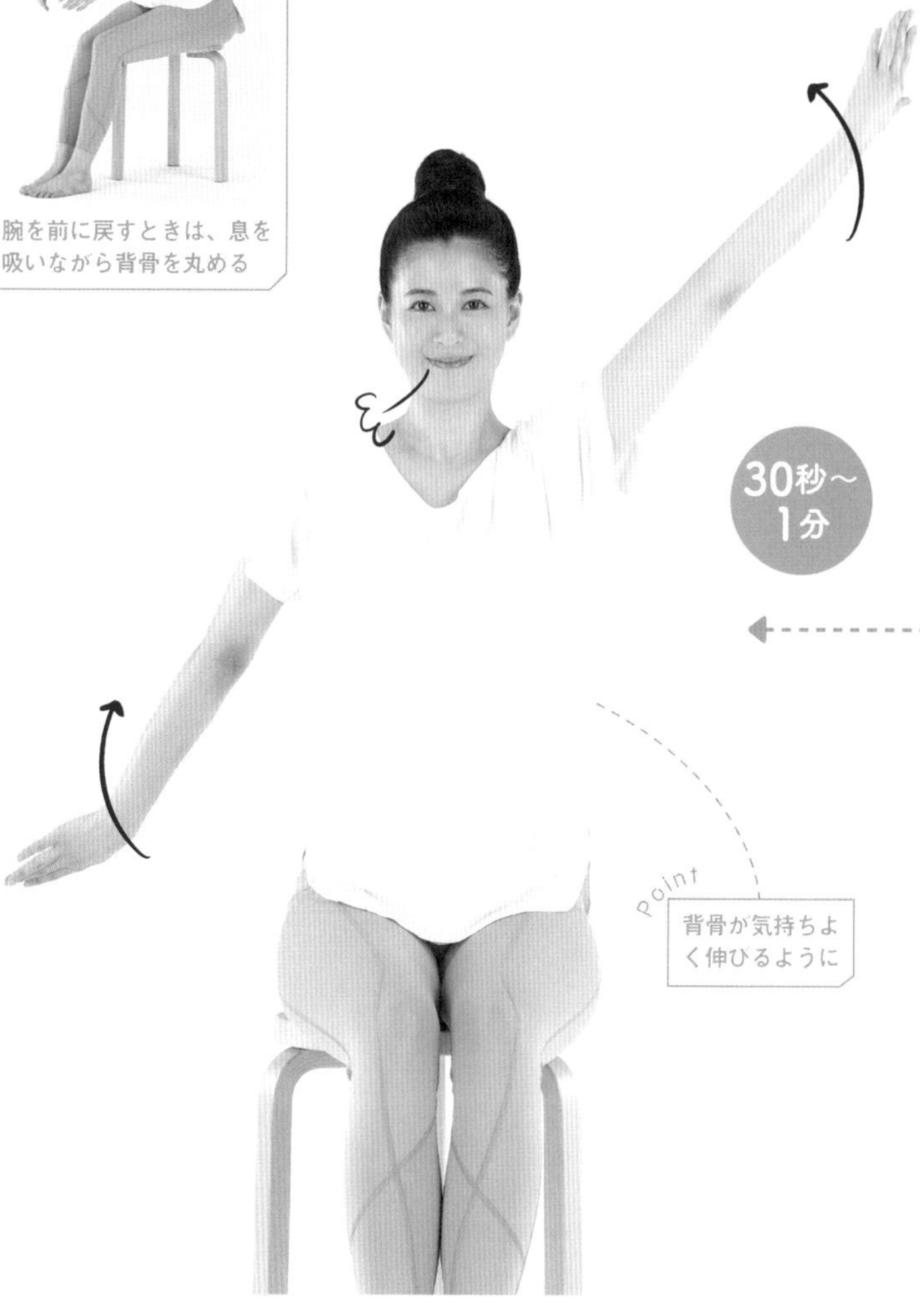

30秒〜1分

Point

背骨が気持ちよく伸びるように

セルフケア：胸・背中

背骨のストレッチ②

動画も
CHECK

背骨の柔軟性を高めるとともに、胸を開いて呼吸を深めるストレッチ。巻き肩やストレートネックの予防にも有効です。

Point
息を吸いながら
横に倒す

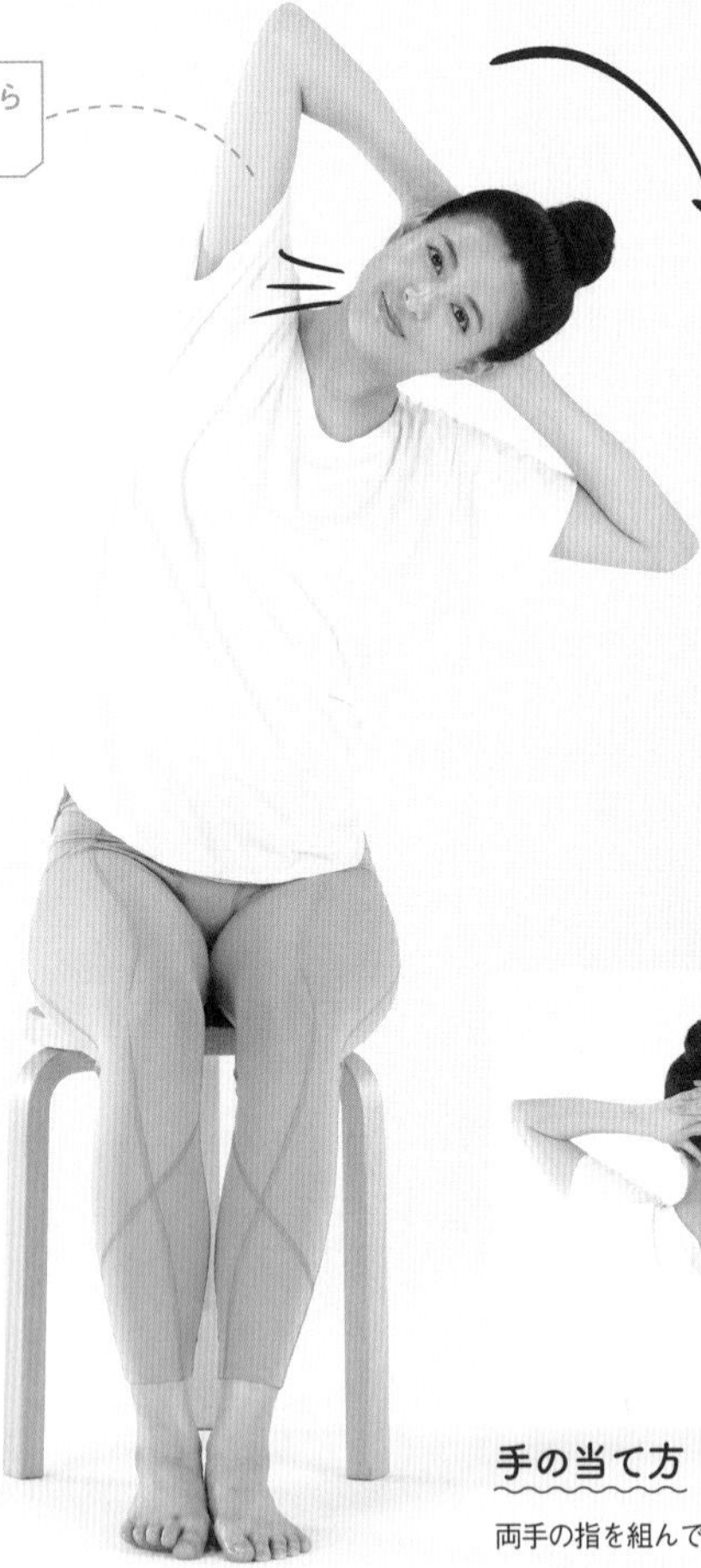

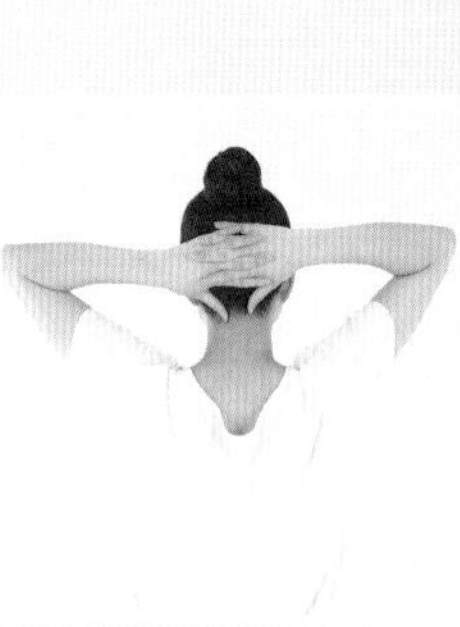

手の当て方

両手の指を組んで、頭の後ろに当てる。

やり方

イスに座り、手の当て方の通りに手をおいたら、息を吸いながら横に倒す。次に、息をはきながら上の手を後ろに引くように斜め上を見ながら上半身をひねる。姿勢を最初に戻して、これを3回くり返す。反対側も同様に行う。

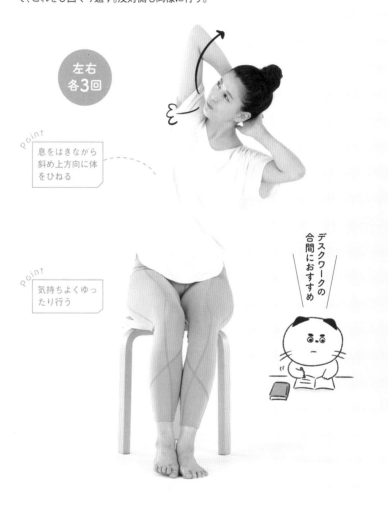

左右
各3回

Point
息をはきながら斜め上方向に体をひねる

Point
気持ちよくゆったり行う

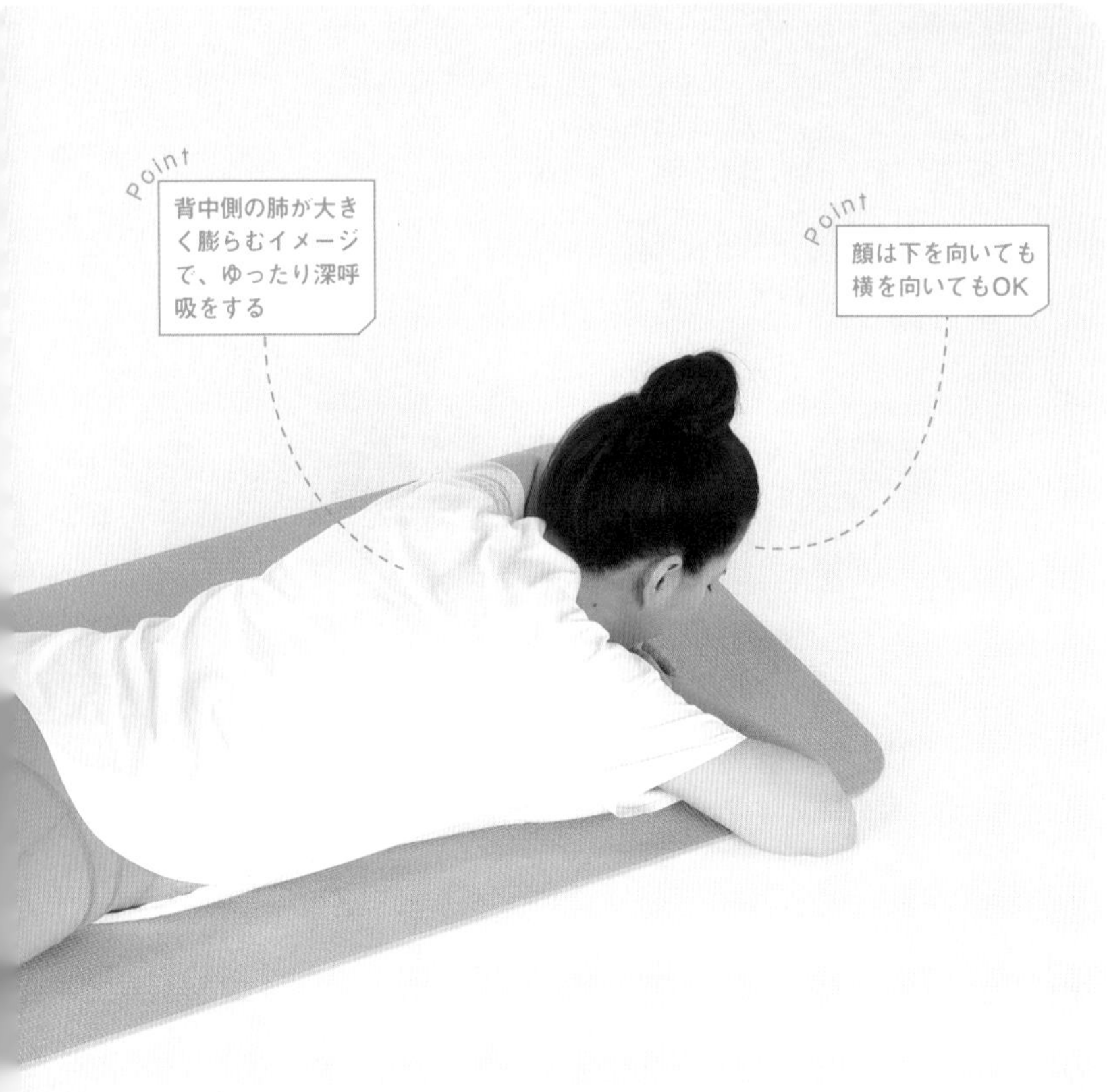
Point
背中側の肺が大きく膨らむイメージで、ゆったり深呼吸をする
Point
顔は下を向いても横を向いてもOK

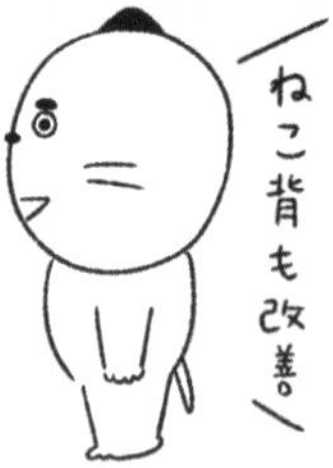
ねこ背も改善

腰痛がある人は…

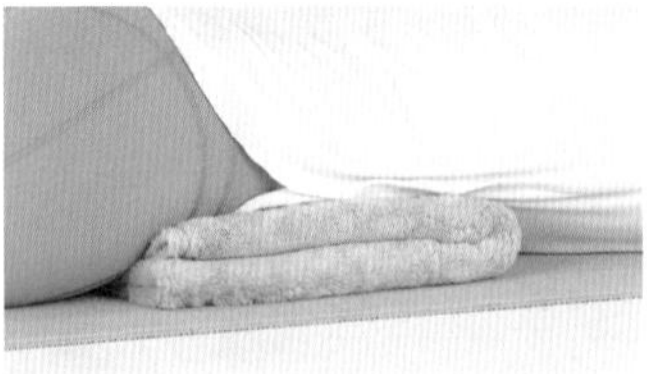

腰の下にクッションや折りたたんだ毛布を入れて行うとラクに行えます。

セルフケア：胸・背中

呼吸がラクになるうつ伏せ寝

動画も
CHECK

うつ伏せで寝ると背中側のろっ骨の動きがよくなるうえに、横隔膜もほぐれて呼吸が深まります。内臓の動きも改善！

やり方

1分

床などの平らなところで、手を枕にしてうつ伏せで寝る。ゆったりと呼吸しながら1分行う。そのまま寝てしまってもよい。

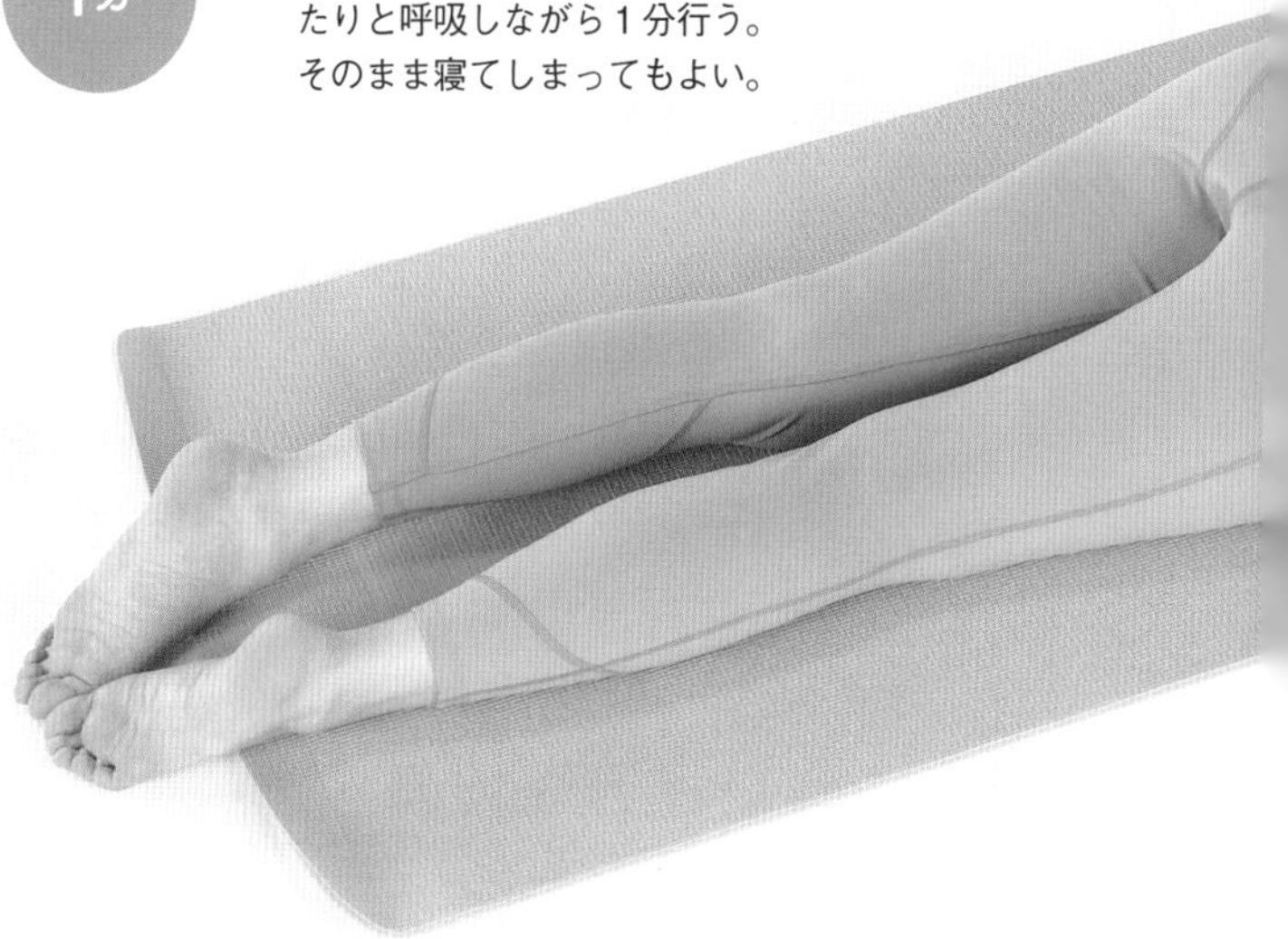

⚠注意

1 食後すぐは行わない。
2 腰の痛みが強くなるときは中止する。
3 スマホや本を見ながら行わない。

セルフケア：足

動画も
CHECK

太陽神経叢《そう》の反射区

みぞおち周辺には自律神経が集まる太陽神経叢があります。足と手の反射区を刺激して、太陽神経叢にアプローチ。

1　足の反射区押し

床に座り、足の太陽神経叢の反射区に両手の親指を当てる。息をはきながらゆっくり圧をかけて押し込んで、離す。これを１分くり返す。反対側も同様に行う。

Point
息をはきながらゆっくり押し込む

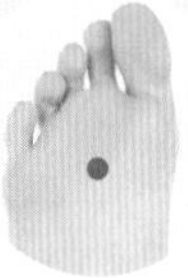

足の太陽神経叢の反射区
足の指を曲げたときに、くぼむところ。

左右
各1分

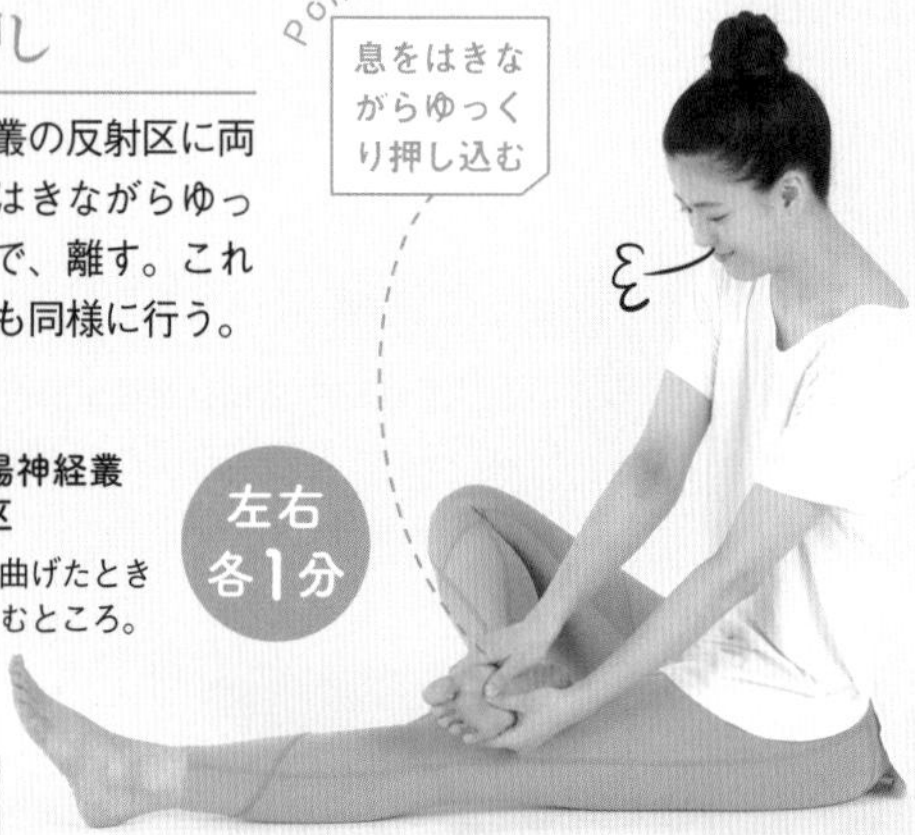

Point
太陽神経叢が刺激されると、内臓全体の不調が改善されたり、メンタルも安定しやすくなる

2　手の反射区押し

床に座り、手の太陽神経叢の反射区に反対側の手の親指を当てる。息をはきながらゆっくり圧をかけて５秒押し込んで、離す。これを３回くり返す。反対側も同様に行う。

左右
各3回

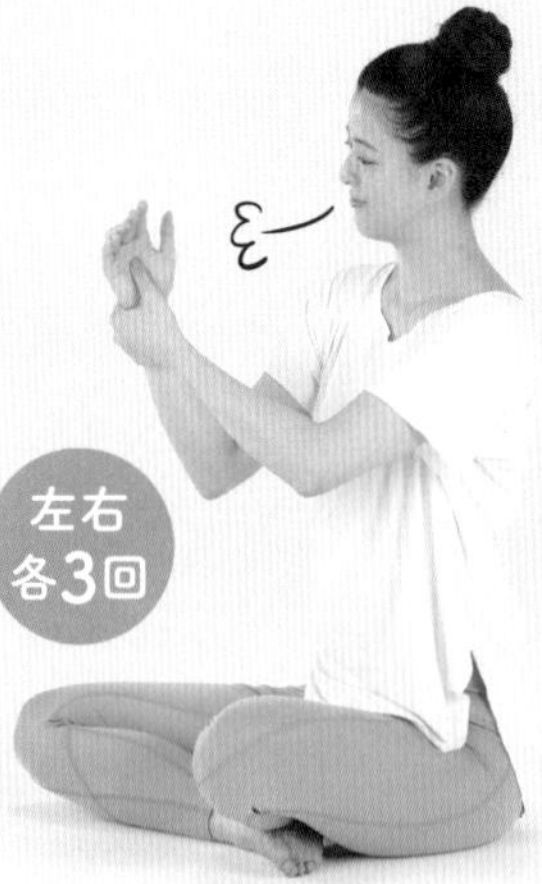

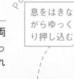

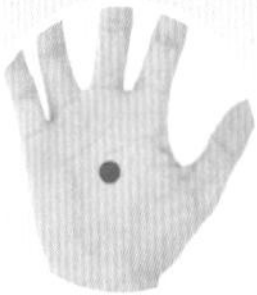

手の太陽神経叢の反射区
手のひらの中央部。

セルフケア：足

足裏トントン

動画も
CHECK

心が不安定なときは足裏が硬くなりがち。足裏を刺激すると心の詰まりを流せるうえに、内臓の不調も改善します。

こぶしの作り方

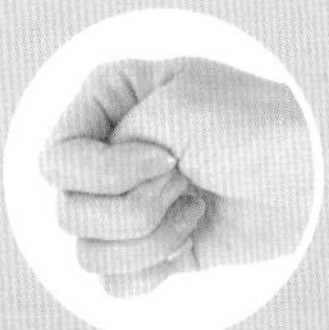

親指を中にして、残りの４本の指でにぎる。

左右
各30秒

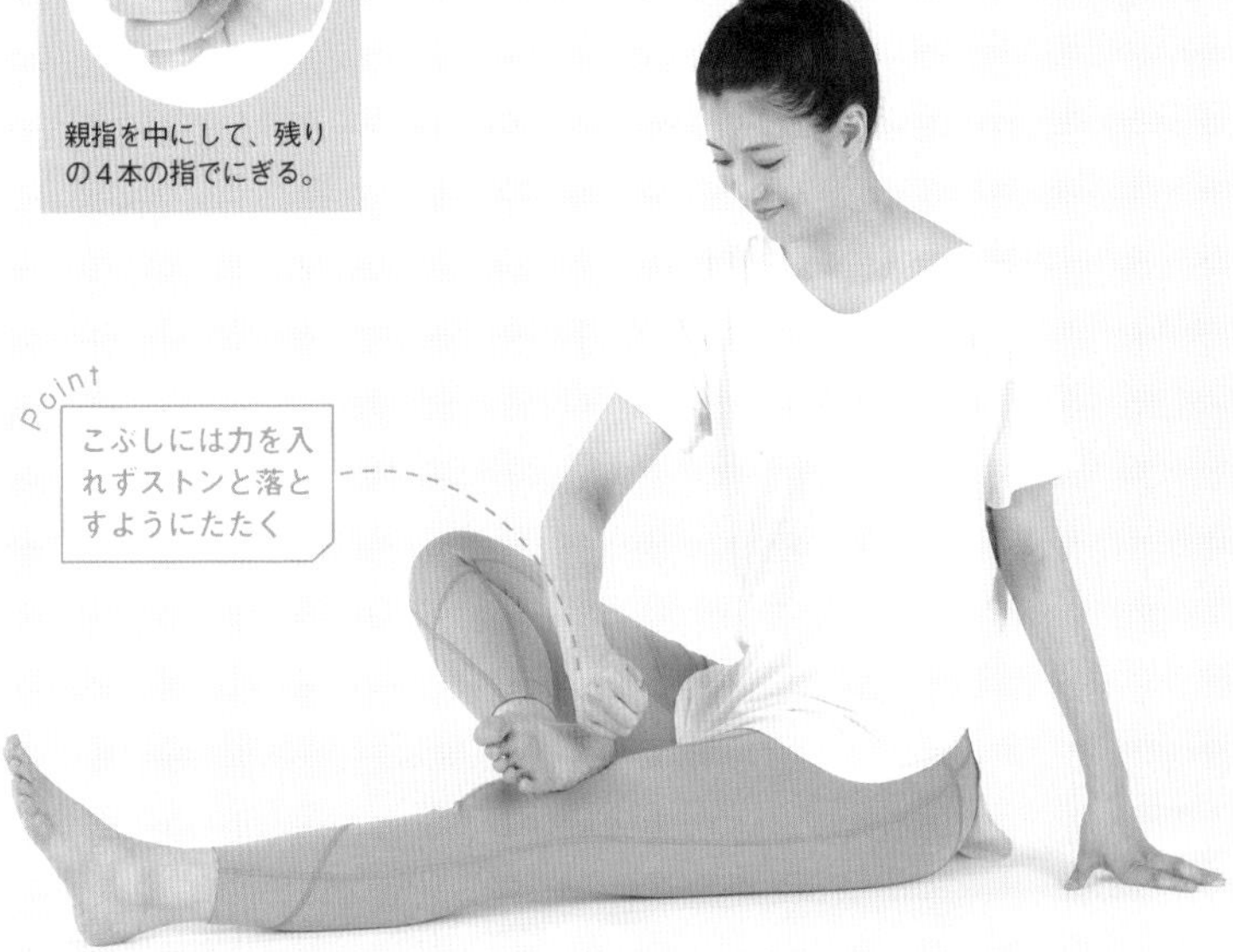
Point
こぶしには力を入れずストンと落とすようにたたく
Point
たたいて痛いところは重点的に行う

やり方

床に座り、足裏をこぶしでトントンと30秒たたく。反対側も同様に行う。

セルフケア：足

足指と足首ほぐし

足首の柔らかさは体の緊張状態のバロメーター。内臓と関係の深い足の指とともに、足首もしっかりほぐしましょう。

動画も CHECK

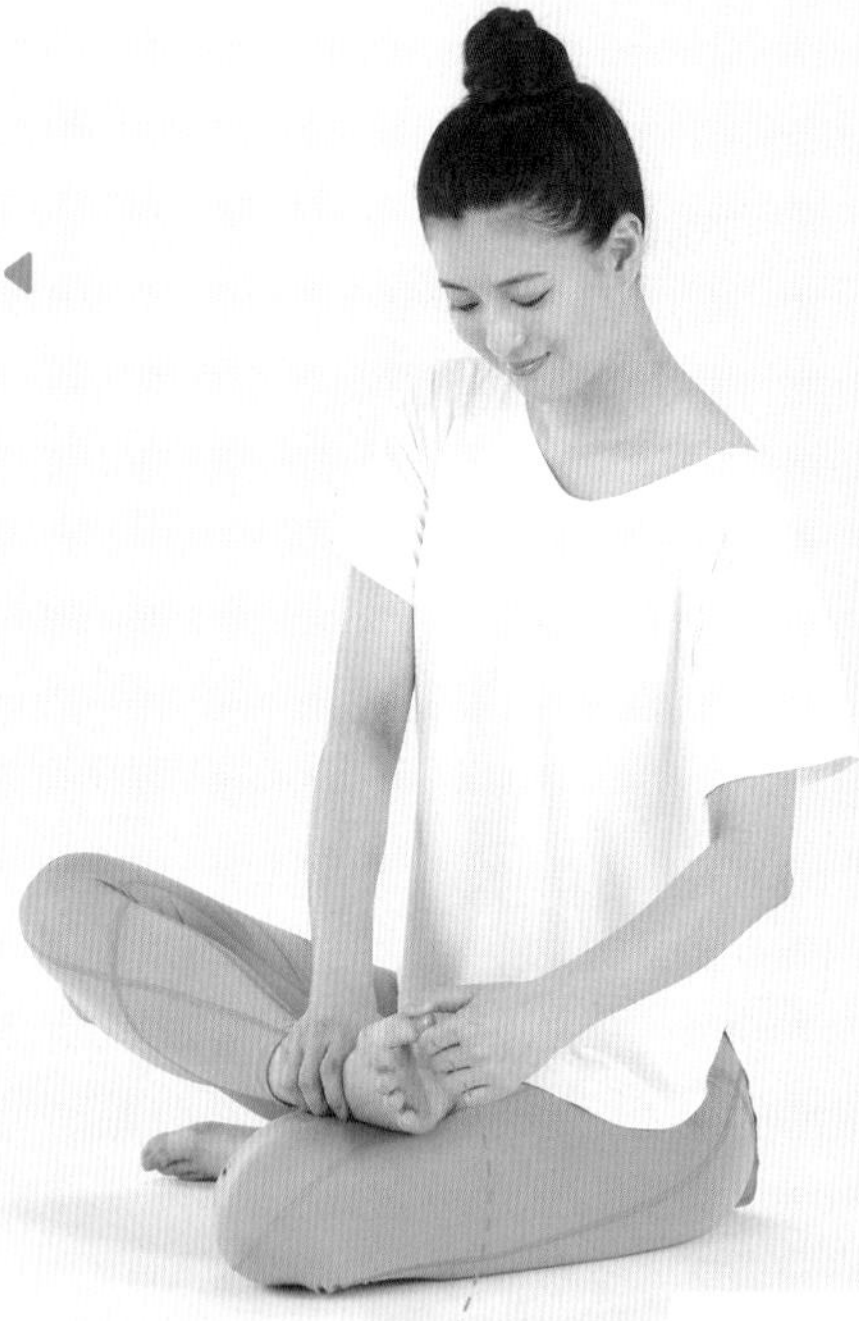

1 足の指を1本ずつまわす

床に座り、足の親指を手の親指と人さし指でつかむ。大きく10回まわしたら、反対にも10回まわす。残りの４本の指も同様に行う［1セット］。同様に反対側も行う。

左右各1セット

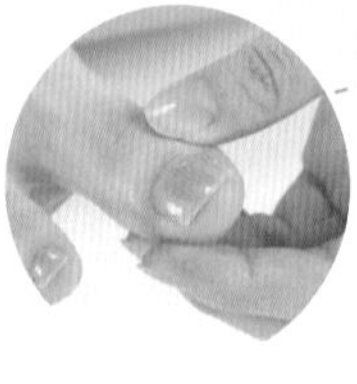

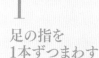

足の指とつながる内臓

親指：肝臓、のど、舌、眼球など。

人さし指：胃、腸、すい臓。

中指：心臓。

薬指：胆のう、肺。

小指：腎臓、膀胱、生殖器官。

2
足首の曲げ伸ばし

床に座り、足の指と反対側の手の指を組み、足首を上下に10回曲げ伸ばしする。同様に反対側も行う。

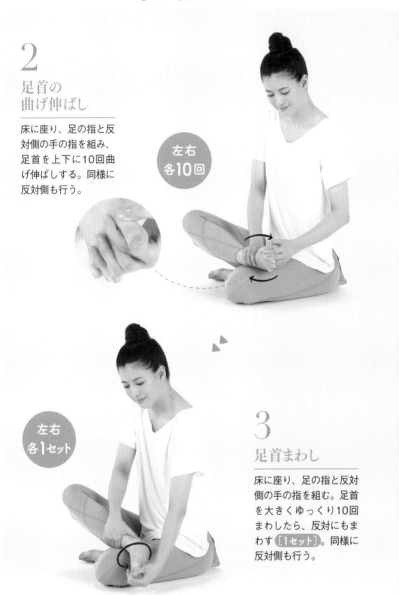

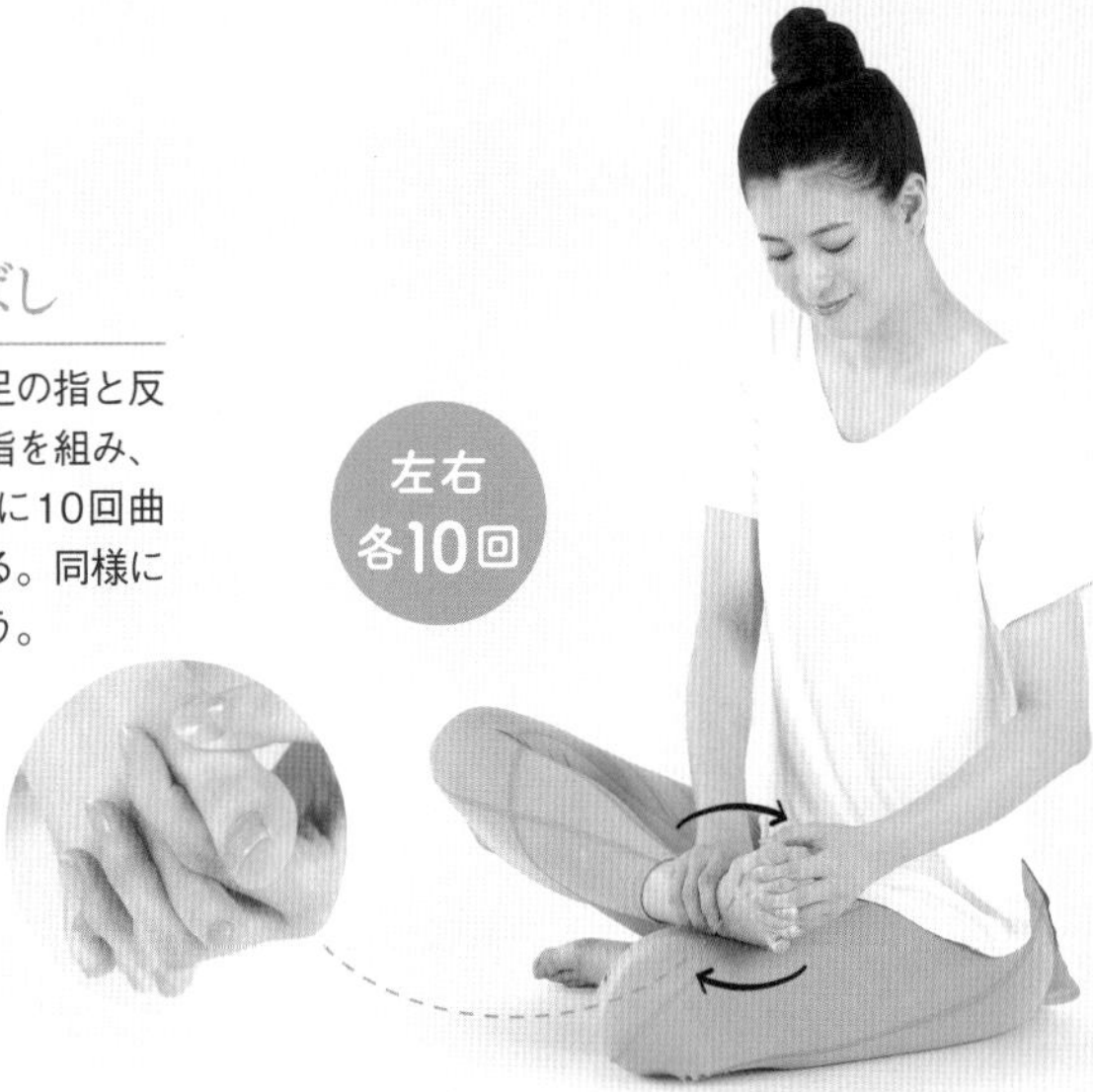

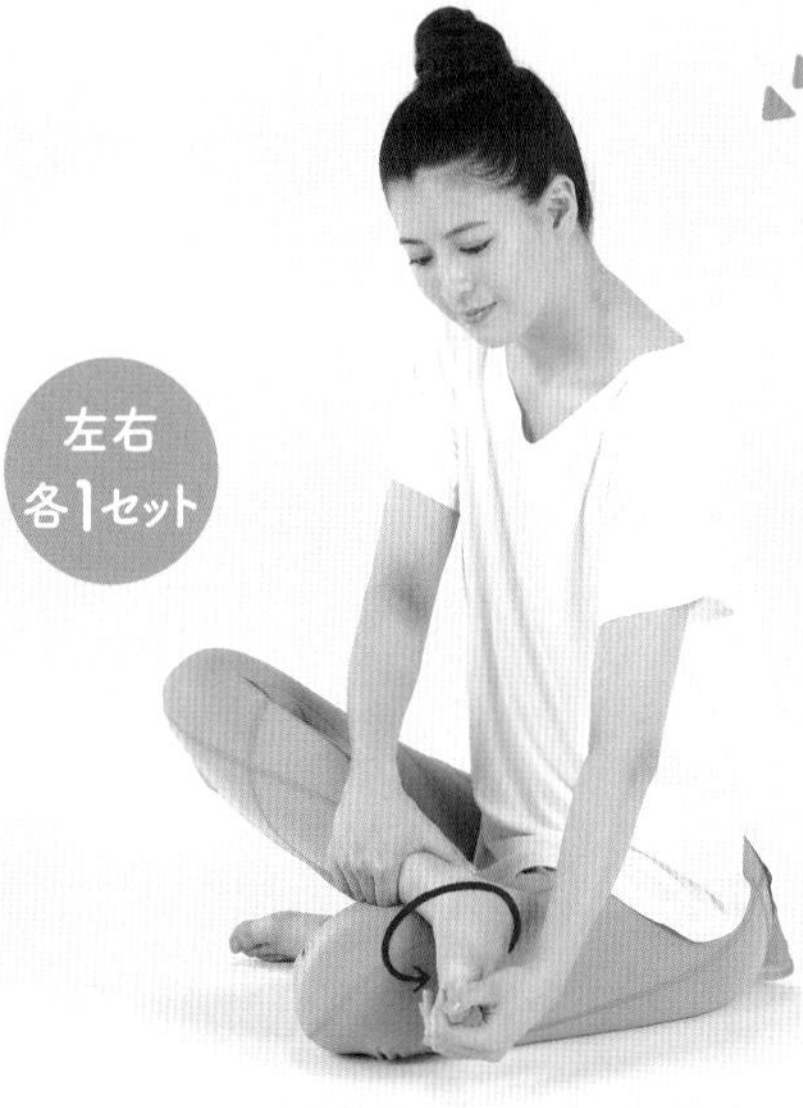

3
足首まわし

床に座り、足の指と反対側の手の指を組む。足首を大きくゆっくり10回まわしたら、反対にもまわす〔1セット〕。同様に反対側も行う。

パニック発作時の

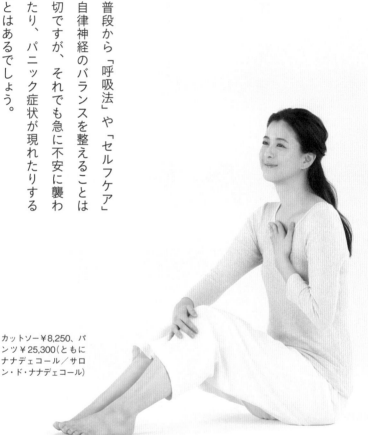

レスキューテク

Rescue Technique

普段から「呼吸法」や「セルフケア」で自律神経のバランスを整えることは大切ですが、それでも急に不安に襲われたり、パニック症状が現れたりすることはあるでしょう。

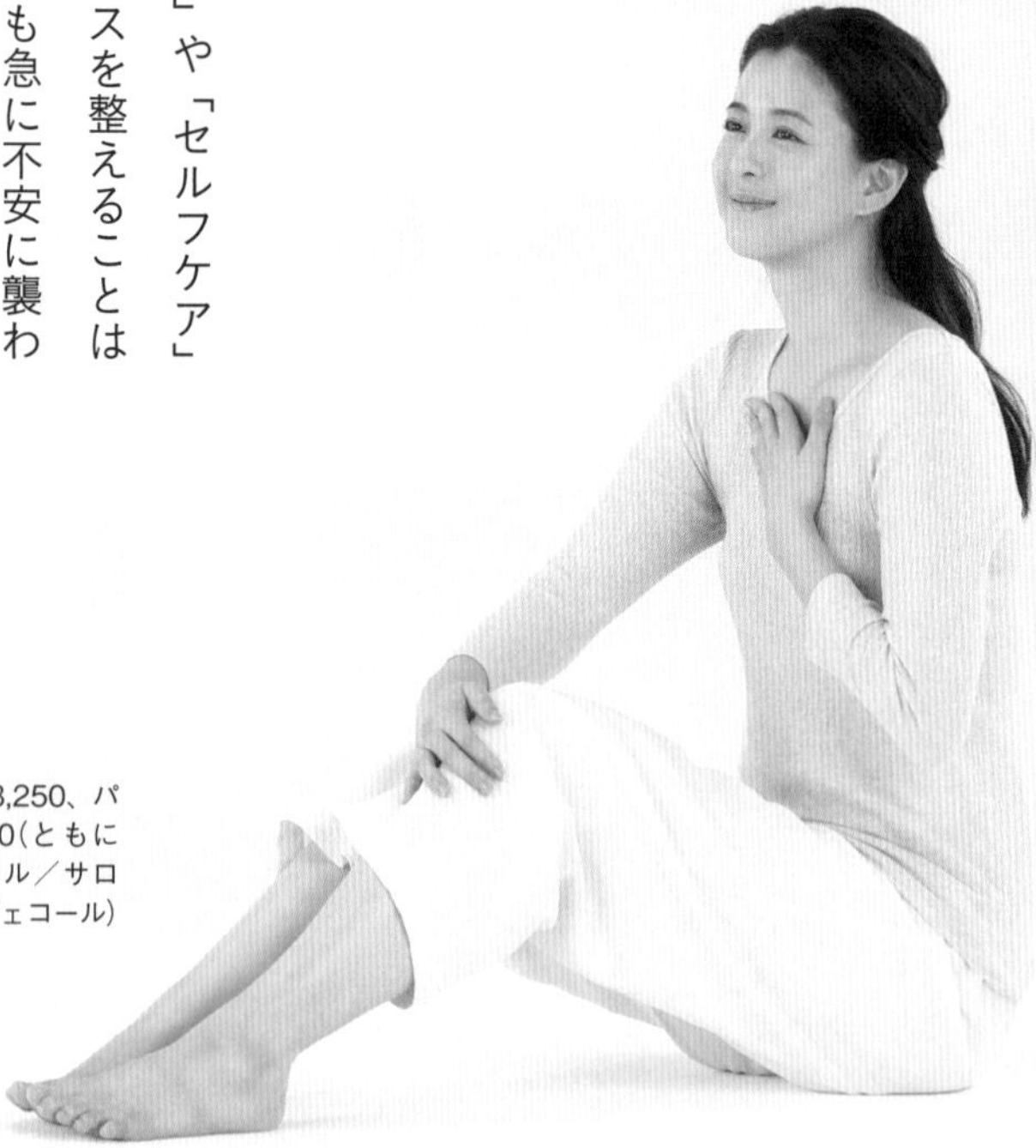

カットソー¥8,250、パンツ¥25,300(ともにナナデェコール／サロン・ド・ナナデェコール)

そんなときに心身をケアできる「レスキュー法」を知っていると、余計な不安を積み重ねることがありません。ここで紹介する方法は、不安やパニックの症状が起こりそうだと感じるタイミングや、実際に症状が起こっているときに行えるものです。

感情のコントロールが利かなくなるときは、脳にある扁桃体が過剰な反応をしています。頭頂部や胸、へそに対して優しくリズミカルな刺激を加えることで、扁桃体の興奮を鎮められます。

動悸や息切れなどの身体症状をやわらげるツボを刺激するのもよいでしょう。目の前のものに意識を向けて不安の対象から意識を変えるアプローチも有効です。

スピーディに不安な状態から抜け出せるのはもちろん、知っているだけでも精神安定のお守りのようなものになります。普段から練習しておくといざというときに思い出して実践しやすいので、心身が落ち着いているときに実践しておくことをおすすめします。

レスキューテク

タッピング

不安感を鎮める方法。感情や感覚に作用する部位をタッピングすると、扁桃体の過剰な反応を抑えられます。

動画も
CHECK

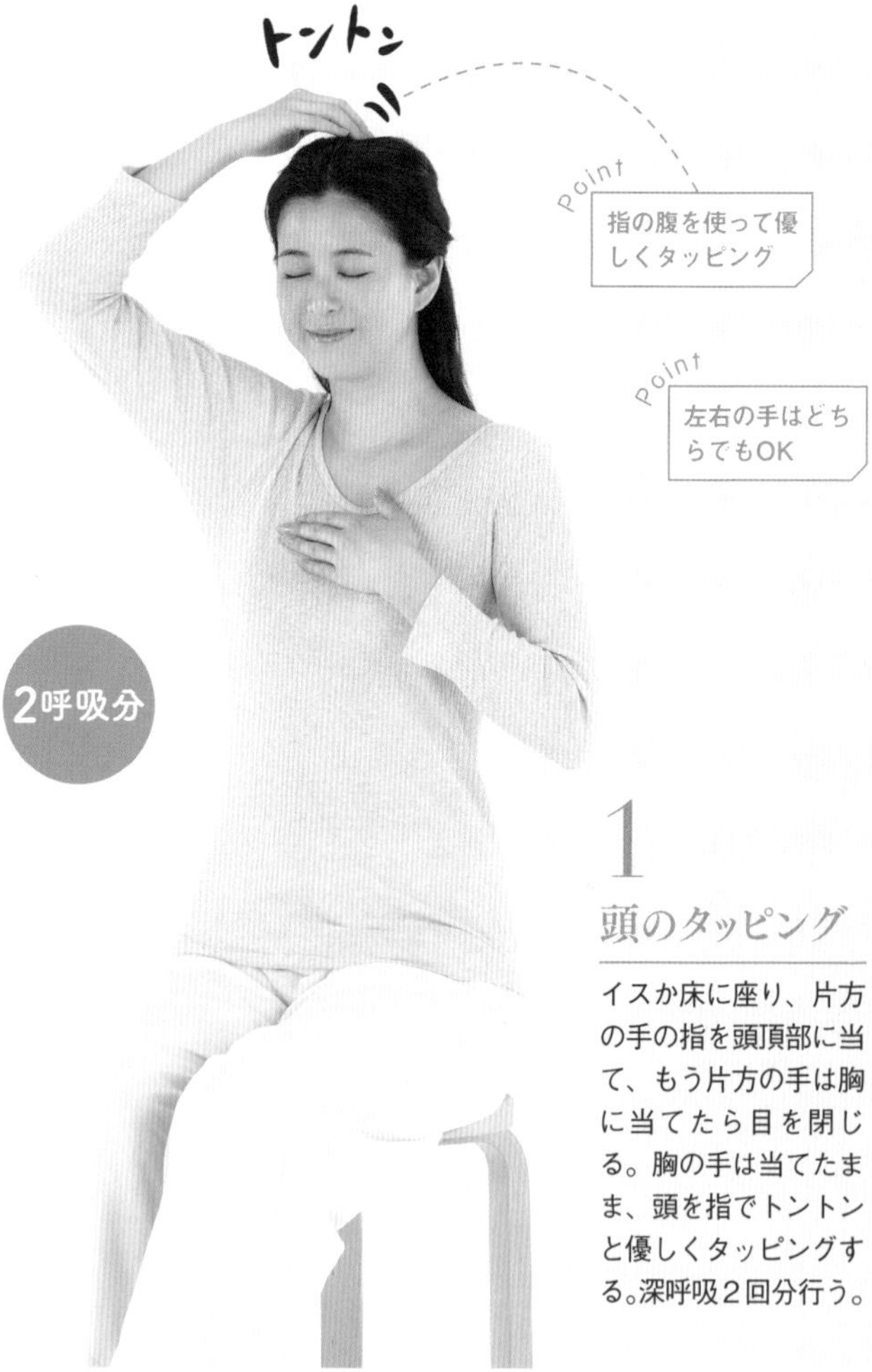

トントン
Point
指の腹を使って優しくタッピング
Point
左右の手はどちらでもOK
2呼吸分

1 頭のタッピング

イスか床に座り、片方の手の指を頭頂部に当て、もう片方の手は胸に当てたら目を閉じる。胸の手は当てたまま、頭を指でトントンと優しくタッピングする。深呼吸2回分行う。

2
胸のタッピング

イスか床に座り、片方の手の指を胸に当て、もう片方の手はへそに当てたら目を閉じる。へその手は当てたまま、胸を指でトントンと優しくタッピングする。深呼吸２回分行う。

2呼吸分

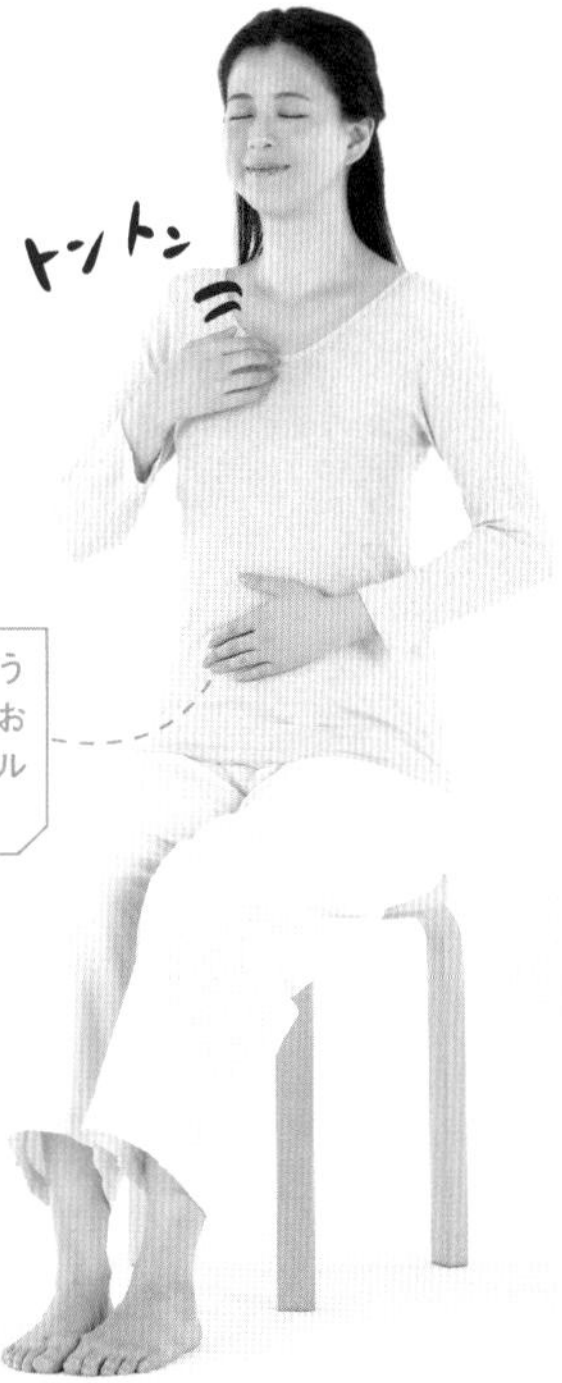

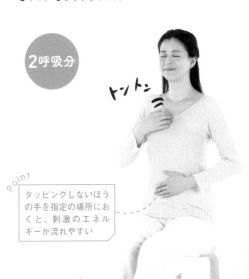

Point

タッピングしないほうの手を指定の場所におくと、刺激のエネルギーが流れやすい

2呼吸分

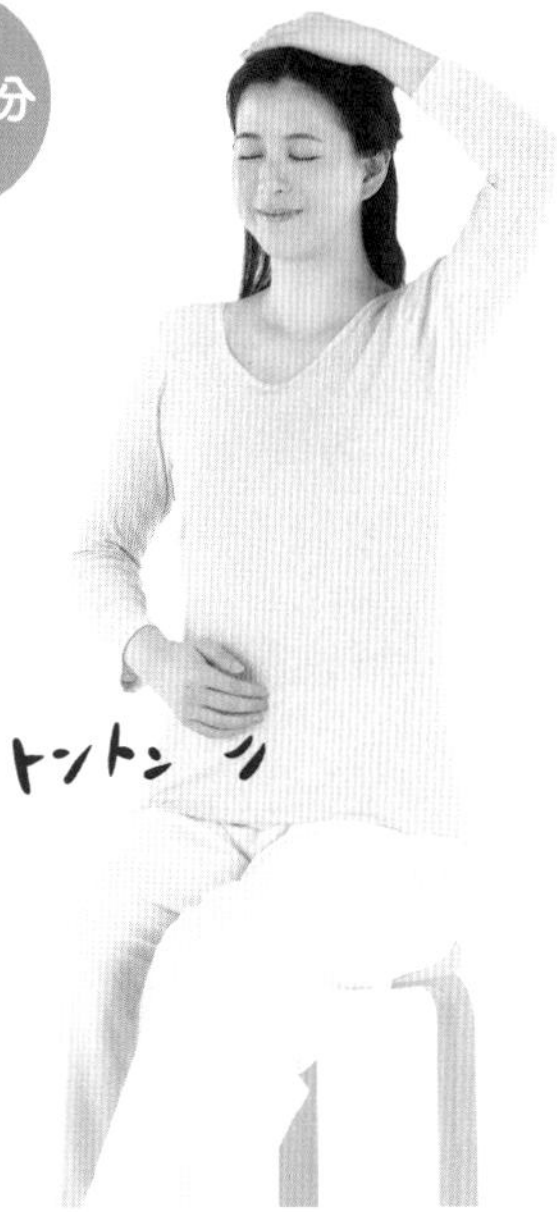

3
へそのタッピング

イスか床に座り、片方の手の指をへそに当て、もう片方の手の指は頭頂部に当てたら目を閉じる。頭頂部の手は当てたまま、へそを指でトントンと優しくタッピングする。深呼吸２回分行う。

レスキューテク

不安が落ち着く レスキューツボ

動画も
＼CHECK／

パニック発作時や発作が起こりそうなときに押すと、
心身をコントロールできるツボ。動悸や息苦しさを改善します。

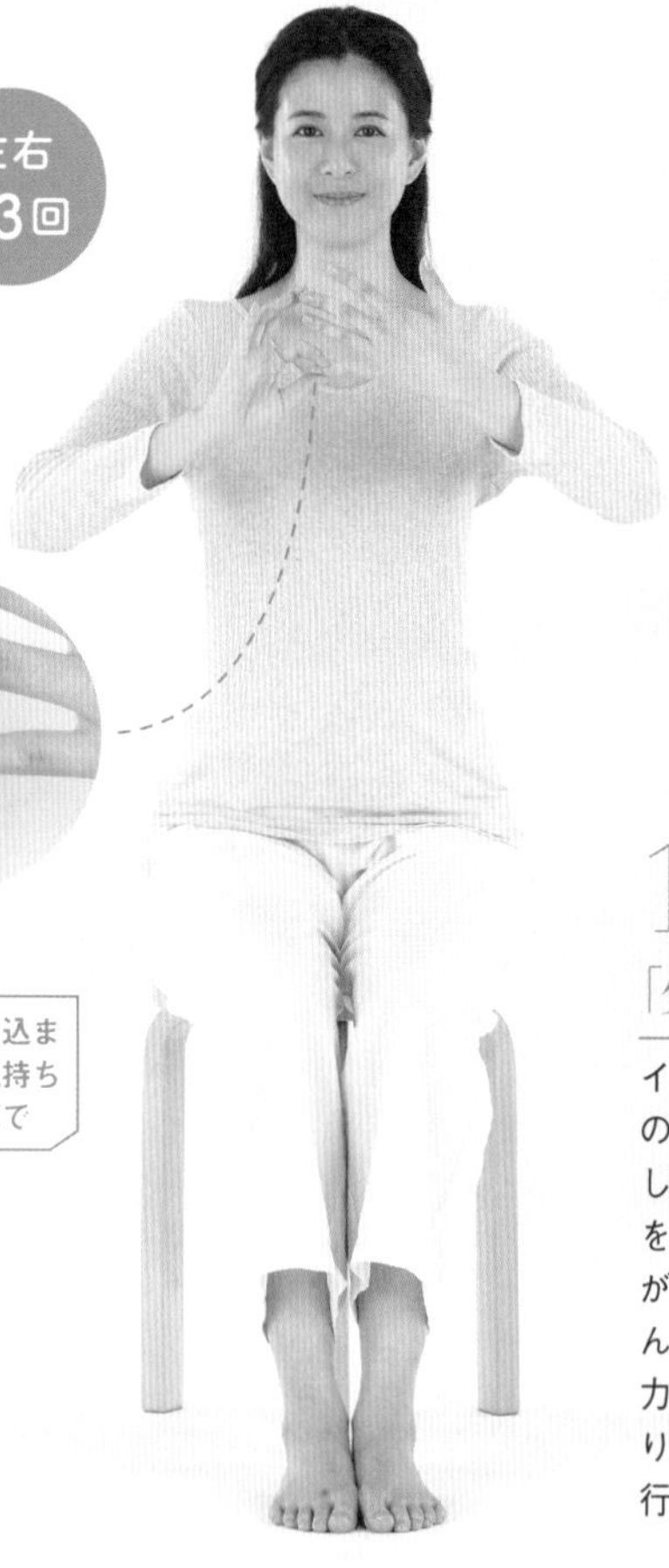

左右
各3回

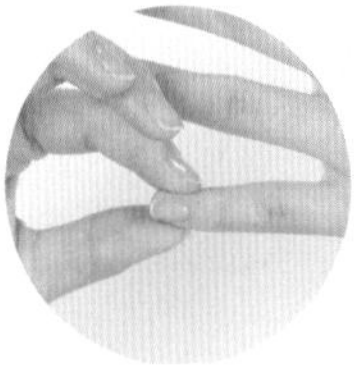

Point
強く押し込まず、痛気持ちいい程度で

アプローチする部位

「少衝《しょうしょう》」の位置

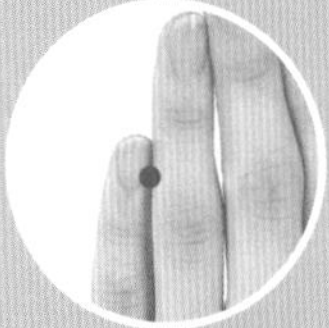

左右ともに、小指の爪のつけ根の内側。

1 「少衝」のツボ押し

イスか床に座り、「少衝」のツボに反対の手の人さし指を当て、親指で小指をはさむ。深呼吸をしながら、人さし指を押し込んで10秒圧をかけたら力を抜く。これを3回くり返す。反対側も同様に行う。

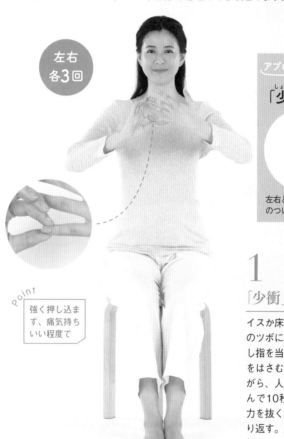

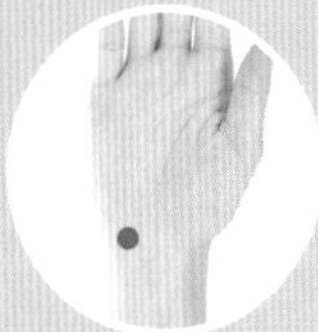

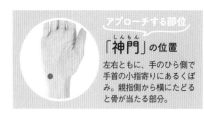

アプローチする部位

「神門《しんもん》」の位置

左右ともに、手のひら側で手首の小指寄りにあるくぼみ。親指側から横にたどると骨が当たる部分。

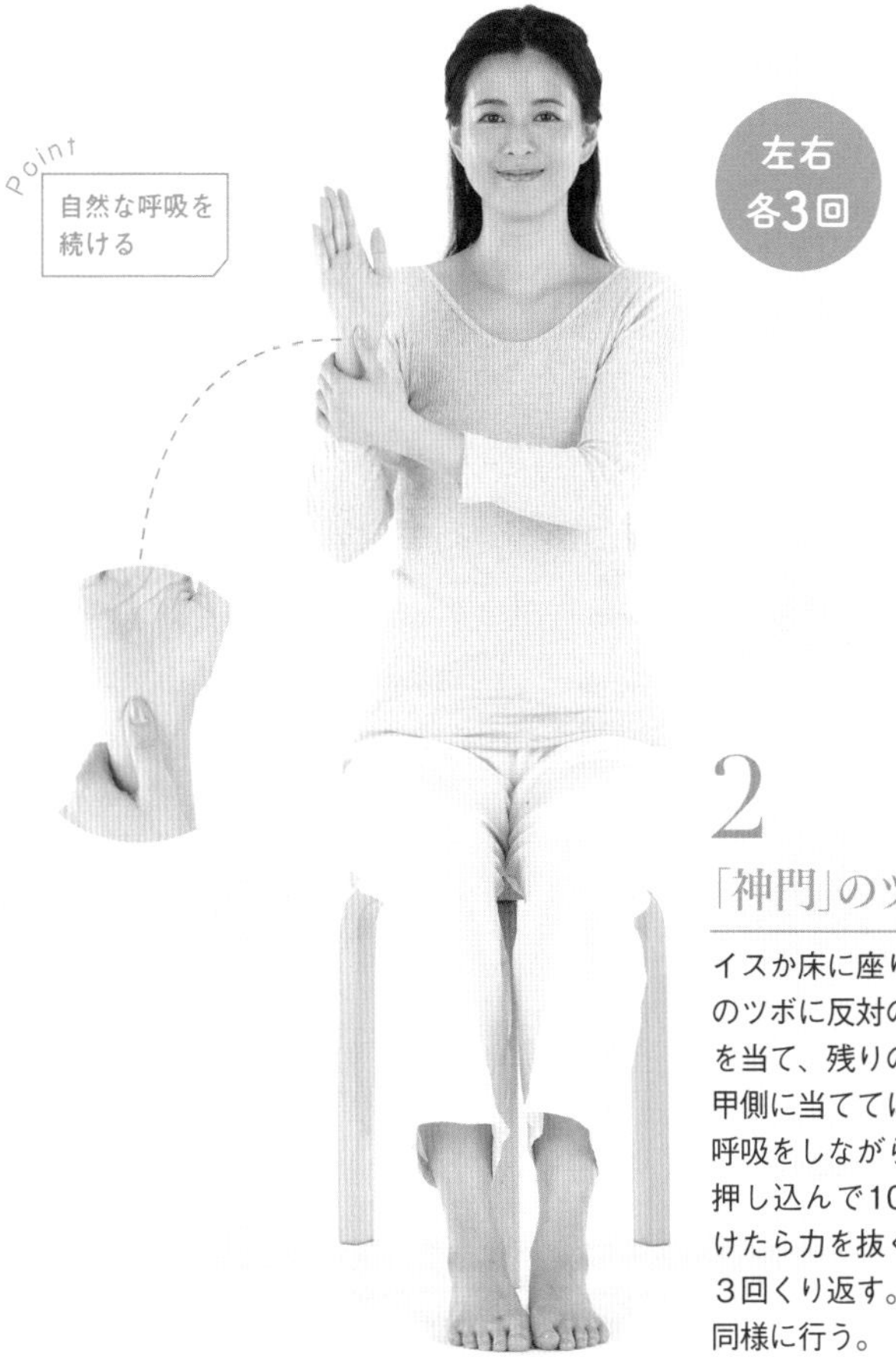

2

「神門」のツボ押し

イスか床に座り、「神門」のツボに反対の手の親指を当て、残りの指は手の甲側に当ててはさむ。深呼吸をしながら、親指を押し込んで10秒圧をかけたら力を抜く。これを3回くり返す。反対側も同様に行う。

レスキューテク

意識を目の前のものに向ける

動画も
CHECK

不安や恐怖を遠ざけるには、意識の方向を変えることが大切です。普段から実践すれば、急な発作時にも慌てません。

1〜3の数を⑤→①まで減らす

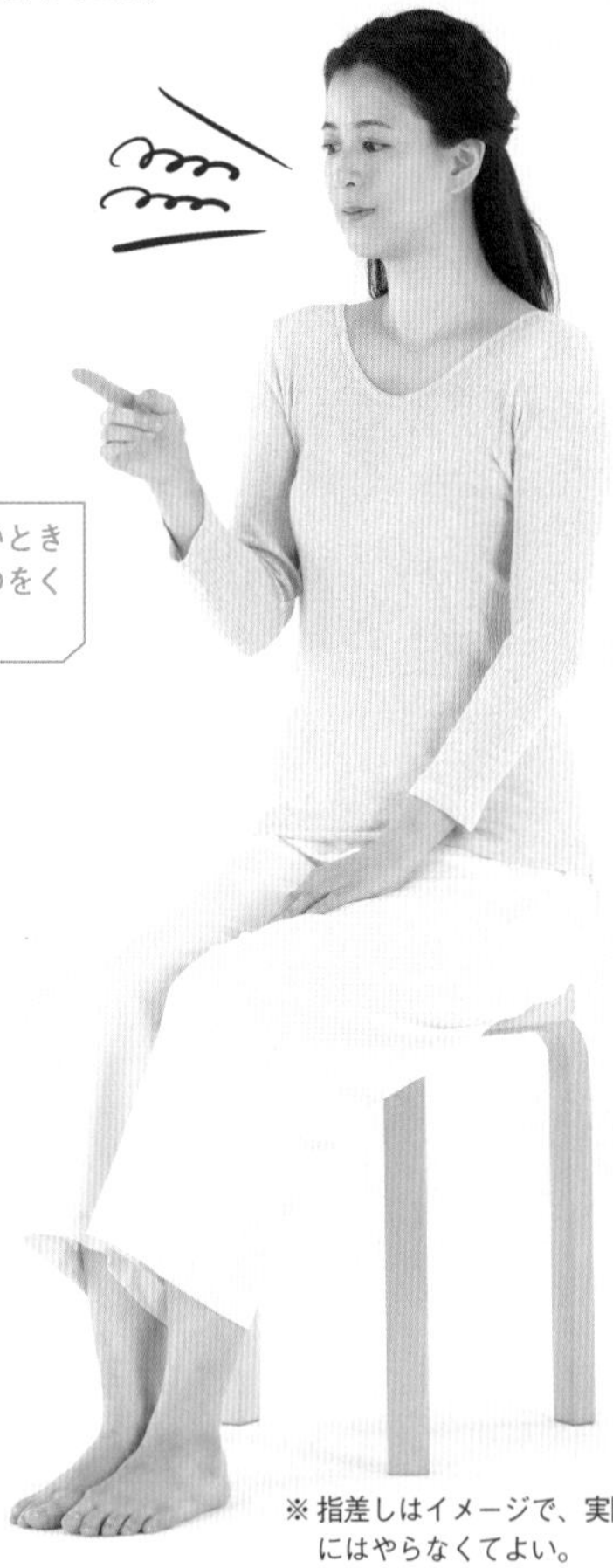

Point
5つ揃わないときは、同じものをくり返してOK

1 今、見えているものを口に出す

イスか床に座り、今見えているものを5つ口に出す。

（例）
①男の人が目の前を歩いているのが見える
②車が通っているのが見える
③葉っぱが揺れているのが見える
④鳥が飛んでいるのが見える
⑤目の前に床が見える

※指差しはイメージで、実際にはやらなくてよい。

2 今、聞こえているものを口に出す

イスか床に座り、今聞こえているものを５つ口に出す。

〈例〉
①風の音が聞こえる
②会話の声が聞こえる
③空調の音が聞こえる
④車の通る音が聞こえる
⑤自分の呼吸の音が聞こえる

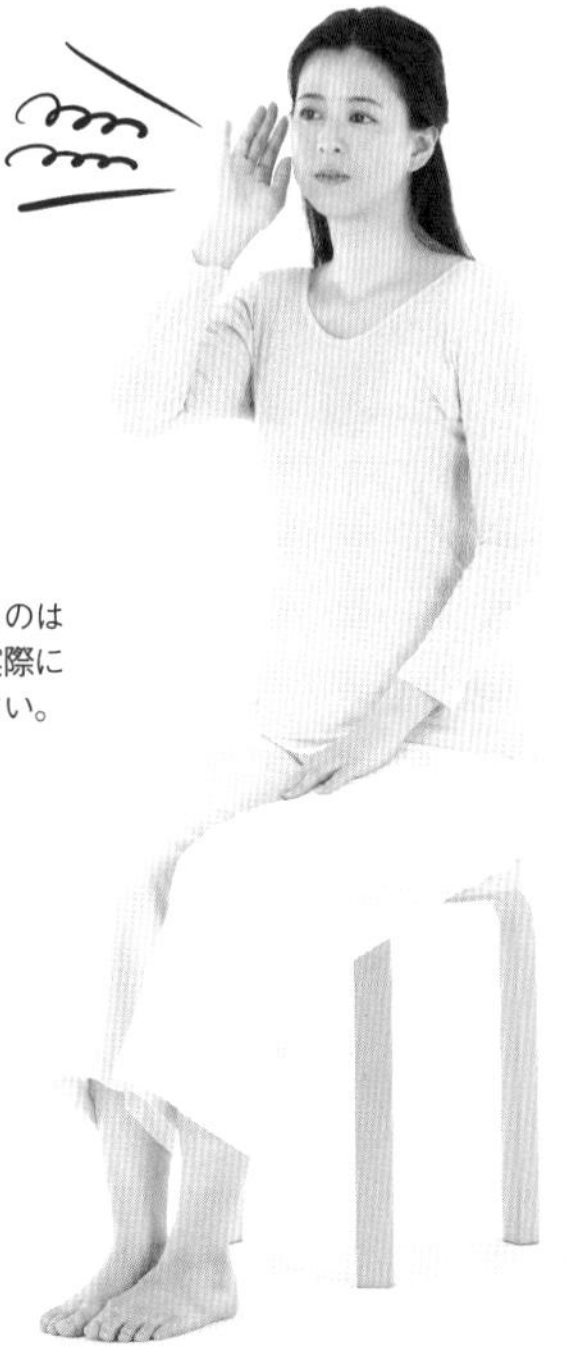

※耳に手を添えるのはイメージで、実際にはやらなくてよい。

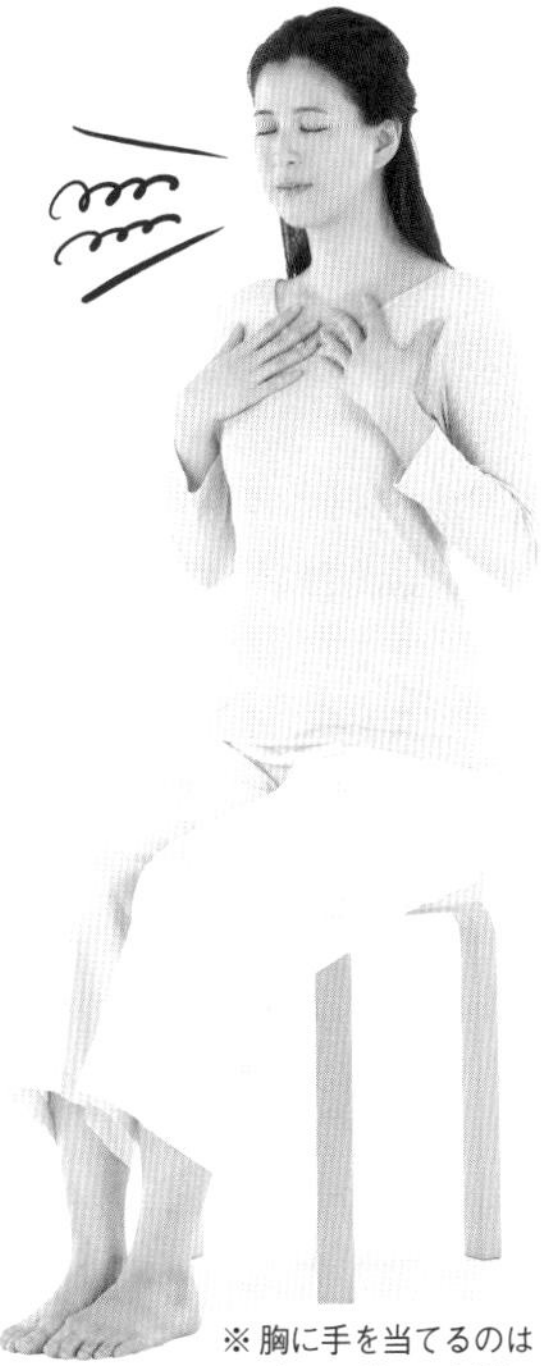

※胸に手を当てるのはイメージで、実際にはやらなくてよい。

3 今、肌に感じているものを口に出す

イスか床に座り、今感じているものを５つ口に出す。1 〜 3 ができたら、口に出す数をそれぞれ４つ、３つ…１つと減らしていく。

〈例〉
①イスの背もたれに背中がついているのを感じる
②足裏が地面についているのを感じる
③電車の振動を足の裏から感じる
④太ももにおいている手の温かさを感じる
⑤服が自分の肌に触れているのを感じる

COLUMN

自律神経の整え方 秋

寒暖差に注意し、衣服で冷えに備える

KEYWORD

肺

乾燥する時期に入るので、五臓の「肺《はい》」が弱りがち。咳、鼻トラブル、息苦しさが起こりやすいので、加湿器で保湿すること。こまめな水分補給も大切。

起こりやすい症状

咳
鼻トラブル
息苦しさ
皮膚トラブル
花粉症

昼が短くなり、夜が長くなっていく季節。空気が乾燥し始め、乾燥による不調が増えていきます。気分的には落ち込みやすくなったり、もの悲しくなったりとメンタルの不調も起きがちです。

寒暖差に適応するには、朝晩の冷えに対して、服を上手に脱ぎ着して調節することです。しかし、急に暖房器具に頼るような寒さ対策はよくありません。体を寒さに慣らし、服装を少しずつ厚くしながら冬に備えましょう。

「運動の秋」といわれるように、体を動かすにも最適な時期です。少し汗をかく程度の運動によって血液循環が促され、寒暖差にも対応しやすくなります。ただし運動をしすぎると、疲れをそのまま冬に持ち越すことに。翌日に強い疲労が残らない程度がちょうどいいですね。

PART

4

心がほぐれる ルーティン

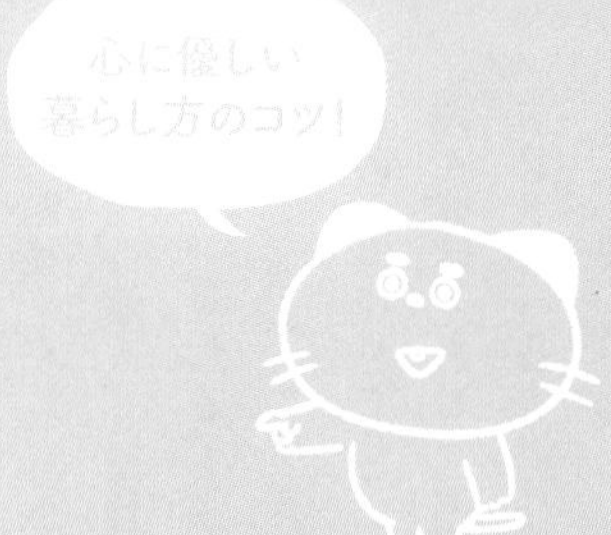

ルーティン 01

朝起きたらカーテンを開け太陽の光を浴びる

不調があると、朝起きることも億劫かもしれません。心身のパワー不足を感じるなら、太陽のエネルギーを味方にして、一日の活力にしましょう。

朝起きたら、必ずカーテンを開けて太陽の光を浴びてください。体を起こすのがつらいなら、寝る前にカーテンを少し開けて

朝時間

Morning Time

ルーティン 02

10分早起きして朝時間に余裕を持つ

1秒でも長く寝ていたいでしょうが、普段より10分だけ早起きしてみませんか？

起床後すぐに慌てて出かけると呼吸は浅く、自律神経が乱れがちに。早起きで余裕ができた時間に、深呼吸してみましょう。朝のうちにやれることがひとつ増えれば、あとがラクになって有意義な一日を過ごせますよ。

おけばOKです。朝日を浴びると体内時計がリセットされて、副交感神経から交感神経への切り替えが促されます。さらに、幸せを感じる神経伝達物質の「セロトニン」が分泌されるので、やる気もアップします。

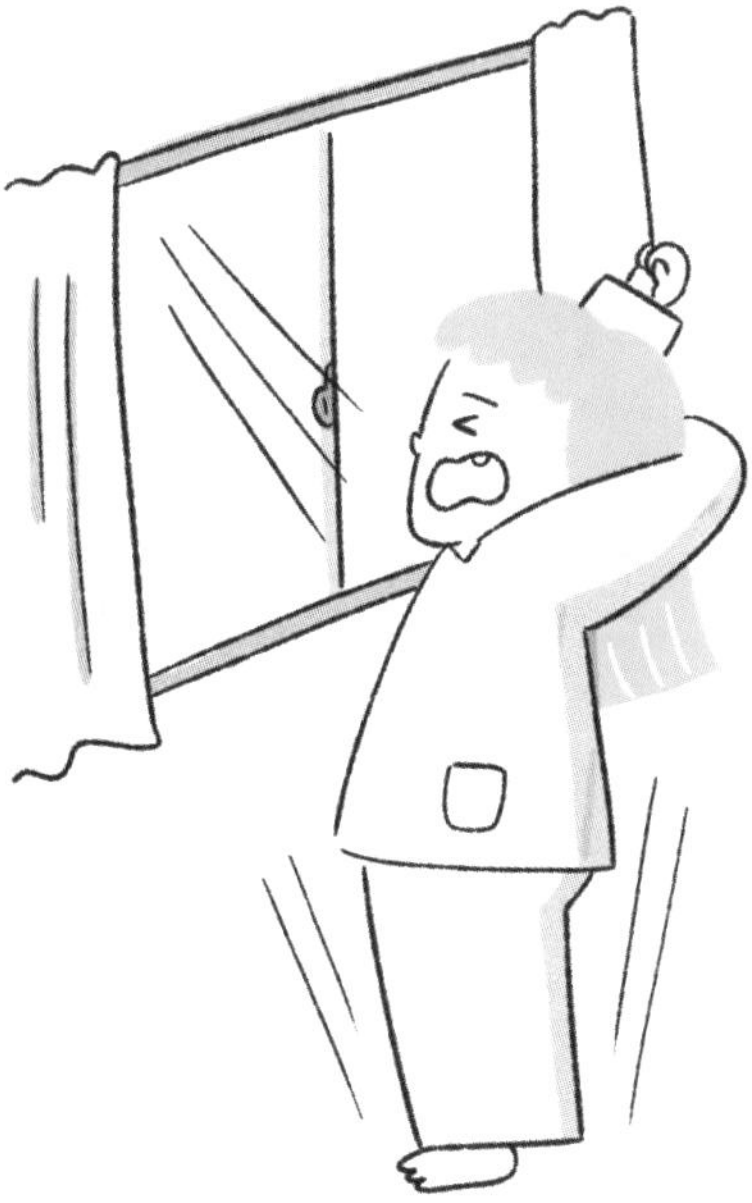

ルーティン 03

体を思いっきり伸ばす。軽い運動ができればベスト

寝起きは、副交感神経から交感神経への移行がうまくいっていないことがあります。スムーズな切り替えを促すには、体を動かすのがいちばん!

とはいえ、ランニングなどの負荷の大きな運動は必要なし。散歩したり、軽いストレッチをしたりと、息が上がらない程度で十分です。太陽の光を受けながら体を動かすことで、全身にエネルギーを届けましょう。

運動する時間を取れないなら、体を思いっきり伸ばすだけでもかまいません。縮こまってぼんやりしている体に、「朝だよ!」と知らせる合図になります。

食事

Meal Time

ルーティン 04

朝食は食べて胃腸を動かし体内時計をリセット

忙しさやお腹がすかないことを理由に朝食を抜く人がいますが、自律神経を整えるために〝朝食はとる〟のが正解。

朝食をとると胃腸が刺激されて、睡眠中に優位になっている副交感神経から交感神経への切り替えが促されます。そして、日々ズレが生じる体内時計をリセットできるのです。

朝食をとると、昼食の食べすぎを防げるメリットもあります。血糖値の乱高下は自律神経にもよくないので、注意しましょう。

私の朝食は、ご飯に納豆、みそ汁が定番です。ご飯は一日を元気に過ごすエネルギー源になり、納豆やみそなどの発酵食品は腸内環境を整えてくれる、優秀なたんぱく源です。普段、朝食をとる習慣のない人も、みそ汁なら食べやすいでしょう。体が温まって、その後の活動をスムーズに始めやすくなります。

ルーティン 05

忙しいからこそ朝食はよく噛んでゆっくり食べる

食べ物なんて、口に入れてお腹を満たせば十分と思うかもしれませんが、〝食べ方は生き方〟につながる大切な行為です。特に一日の最初にとる朝食は、最重要と考えます。

朝食が一日の活動を支えるエネルギーになるのは当然ですが、食べ方によって感情のコントロールや幸福感に影響を与える「セロトニン」を増やせます。

ポイントは、〝ゆっくりとよく噛むこと〟。一定のリズムで咀嚼《そしゃく》をくり返すと、セロトニンの分泌量が増加。朝の時点でセロトニンが増えると、夜に睡眠に関わる「メラトニン」に変換されて睡眠の質も改善されます。

よく噛めば内臓の負担も軽減されて脳への血流が安定し、心まで整っていきます。

五感をフル活用して味や食感を楽しめれば、いつもの朝食が贅沢な時間に変わりますよ。

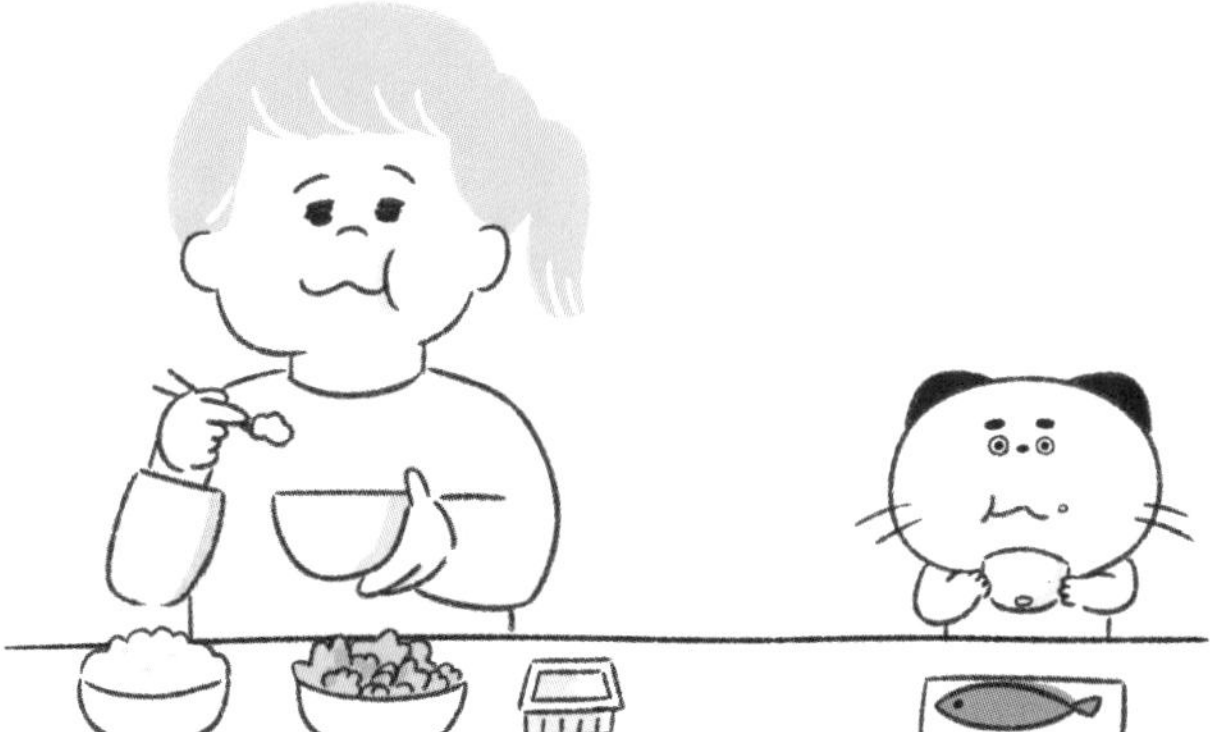

ルーティン 06

昼食は腹7分目にして集中力をキープ

作業に集中していると、昼食を食べるのも面倒な日があるかもしれません。

ただ、1日3食をおおよそ決まった時間にとるようにして、腸を定期的に動かすことで、自律神経は安定します。仕事モードから気分を変えるためにも、昼食時間は削らないで！

ルーティン 07

カフェイン入りのコーヒーや紅茶を飲むのはお昼までにする

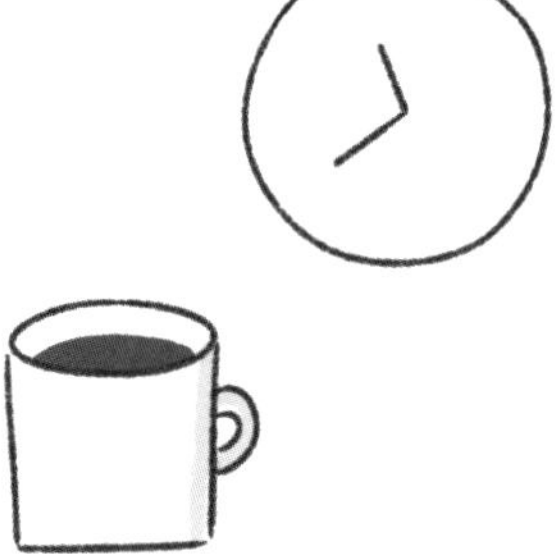

眠気を覚ましたいときに、コーヒーを飲む人もいるでしょう。コーヒーや紅茶に含まれるカフェインには、交感神経を活性化させて心身を覚醒させる効果があることが知られています。ただし、人によっては寝付きを悪くするため、カフェイン入りの飲み物を飲むのはお昼までにとどめると安心です。

ちなみに、どんなに疲れていても高濃度のカフェインが含まれるエナジードリンクを常飲するのは避けてほしいです。体は疲れているのに神経は高ぶって余計に眠れなくなり、自律神経を乱す原因になりかねません。

食事
Meal Time

食べる量は〝腹7分目〟が目安です。どのタイミングの食事も食べすぎはよくありませんが、昼食を食べすぎると、食後の集中力が落ちて作業に支障が出やすくなります。夕食時にお腹がすかないなら食べすぎなので、量は控えめにしましょう。

ルーティン 08

果物は嗜好品として楽しむ。ビタミン補給はサプリでも

健康によいと果物を毎日食べる人がいますが、個人的には〝嗜好品として楽しむ〟のがよいと思っています。私も果物を食べますし、食べてはいけないと言うつもりはありません。ただ、果物には脂肪になりやすい「果糖」が多く含まれます。肝臓にもダメージを与えやすいので、習慣的に食べることは避けるのが無難です。

食べるときは、食後にすれば血糖値が上がりにくく、スムージーのように繊維を砕かずそのまま食べるとよいでしょう。

ビタミンやミネラルの不足が心配な人は、サプリの摂取を検討してもよいと思います。

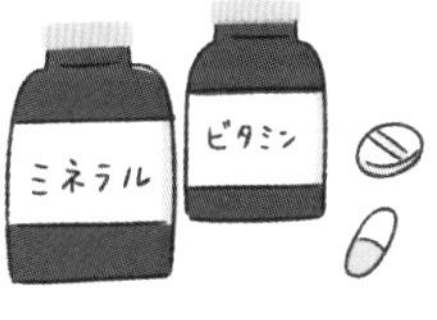

食事
Meal Time

ルーティン 09

いちばん吸収しやすい飲み物は水。常温か白湯《さゆ》で体を潤す

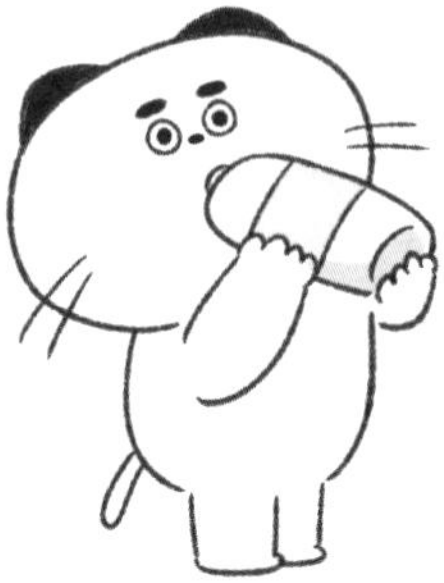

体の70%は水分なので、水分はきちんと摂取することが大切です。お茶でもよさそうですが、何らかの成分が混ざっていると体内での吸収率は下がります。水分補給としての飲料は〝水〟が最適です。

水の温度も大切です。冷たい水は内臓を冷やして自律神経の安定を妨げるため、常温か白湯で飲むのが◎。「冷え」は健康の大敵ですが、冷たい水によって腸が冷えると腸粘膜から分泌される幸福物質の「セロトニン」が減って、イライラや不安感が増幅することにも!

水をたくさん飲むとむくみが出ると心配される方もいますが、むくみは水分の過剰摂取が問題ではなく、血流が滞って余計な水分が細胞内にたまってしまうことが原因です。血流を促してむくみを改善するためにも、水分は十分にとってください。

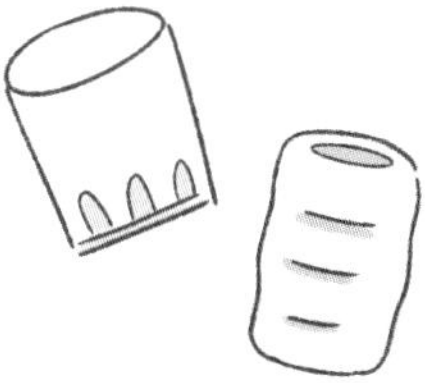

ルーティン
10

コップや湯のみの底に手を当てて飲む

普段、どうやって飲み物を飲みますか？　コップの場合、多くの方は片手で持ち上げて飲みますよね。ですが、あえてコップの底に反対の手を添えて飲んでみてはいかがでしょうか？　湯のみやペットボトルでも同様です。

コップを持って飲むときに手を底に添えるのと添えないのとでは、実はエネルギーの通り方が違ってきます。所作と心身は深くつながっていて、手をコップの底に当てていると不思議と体の軸が安定したり、心も落ち着いたりします。忙しいときでも作業中の手を一旦止めて、両手で支えて飲んでみましょう。

たかがコップの持ち方ではありますが、ひとつの所作を丁寧に行うことで、心も体もブレにくくなるものです。

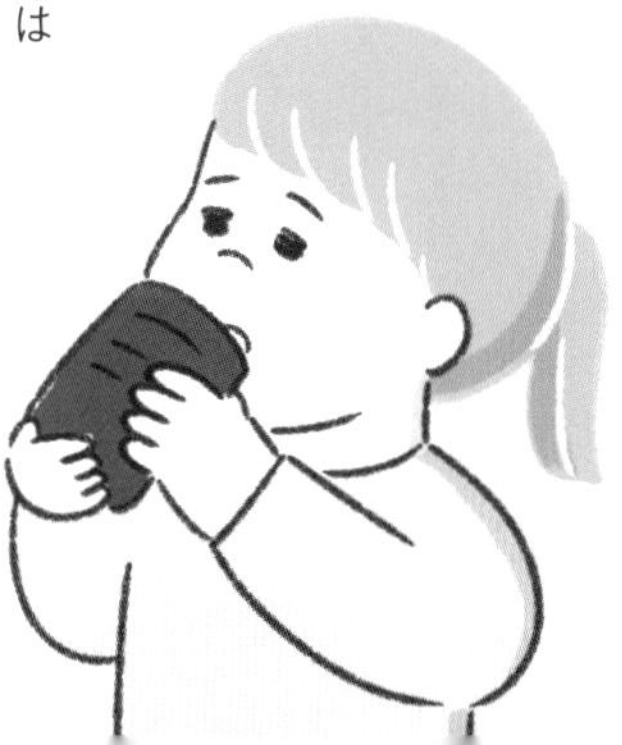

ルーティン 11

消化力を上げるために背すじを伸ばす

食事中にスマホを触ったり、仕事をしていたりする人を見かけますが、心身にとってよいこととはいえません。

食事中は食べ物を消化するために、副交感神経を優位にする必要があります。しかし、作業に没頭しながら食事をすれば、交感神経が優位に働いたまま。

ルーティン 12

お酒は人生を楽しむためには飲んで大丈夫

お酒には人間関係を良好にするコミュニケーションツールとしての役割もあります。楽しく飲めば、ストレス解消につながることもあります。〝人生を楽しむ〟ことは大切なので、好きなものを食べたり、お酒を飲んだりするのもOKです。

ただし、節度ある飲み方が、心身にとっては重要です。

お酒を飲むとアルコールの分解が優先されて食べ物の消化が遅れます。就寝する2~3時間前には、飲酒を終了しましょう。飲酒によって睡眠の質が落ちることもあります。そのため、眠りに問題がある人は、飲酒を避けてください。

さらに下向き姿勢で食事をすれば誤嚥《ごえん》を招き、背中が丸まることによって胃腸は圧迫されて、消化吸収が妨げられます。
　食事中は背すじを軽く伸ばして、食べることに集中したいですね。消化吸収がよくなるうえに、自然と心も整います。

食事
Meal Time

ルーティン 13

電子レンジの使用時はできるだけ離れる

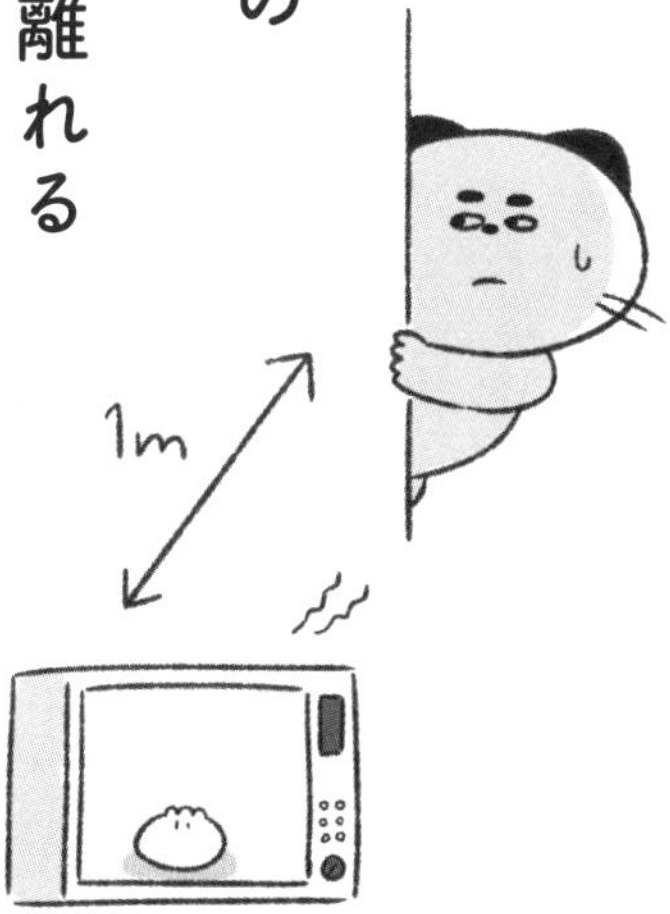

短時間で食材を加熱できるため、電子レンジは多くの家庭で使用されています。使用すること自体はやむを得ませんが、加熱時は電子レンジからできるだけ離れましょう。
　電子レンジは「マグネトロン」と呼ばれる電子管から波長が短い電磁波を発生させ、それが食材の水に吸収されることで熱が生まれます。つまり、電磁波に近づけば体の70％が水分である人間の体も、影響を受けるということ。自律神経を乱す原因にもなるので、使用時は1ｍ以上離れることをおすすめします。

ルーティン
14

仕事の前にご先祖さまに感謝する

これは、私が実践しているルーティンのひとつです。仕事場に到着して仕事を始める前に、「ご先祖さま、今日もありがとうございます」と挨拶をしています。目には見えませんが、その一言で仕事場の空気が変わると実感しています。

今の自分があるのは、ご先祖

仕事時間

Working Time

ルーティン
15

想定外のことを考慮し仕事量は7~8割にセーブ

締め切り時間や仕事量は余裕を持って設定することが大切です。最大限の力を出して最短の時間でやろうと決めても、実際にはその間に想定外の依頼をされたり、トラブルが起こったりするものです。

予期せぬトラブルに遭遇して、焦ってパニック状態に陥るのはとてもつらいこと。自分ができる最大量の7~8割にとどめて引き受けるように心がければ、自分を追い込まずに済みます。

さまが脈々と命をつないでくれたからです。元気に仕事を始められるのも、ご先祖さまがあってのこと。ご先祖さまに感謝することで、今日の自分の一日を大切にできると思っています。

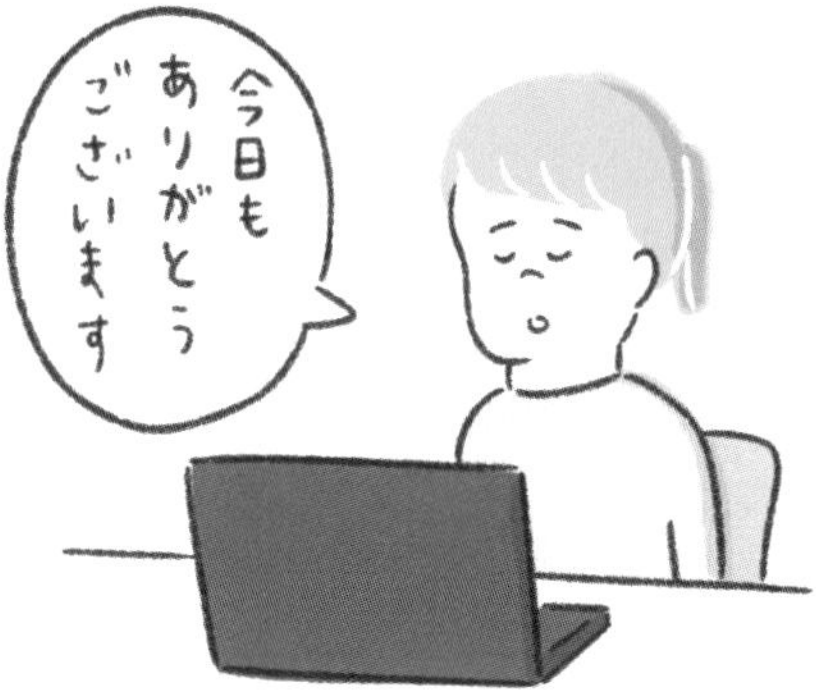

ルーティン 16

やるべきことを書き出して"見える化"する

頭の中であれもこれもと考えすぎると、混乱して結局何もかも中途半端になることがあります。不安神経症やパニック障害の症状は、焦りや混乱をきっかけに起こることが多いため、たくさんのことを同時に考えるのは避けたいものです。

やみくもに取り組み始める前に、やるべきことを紙などに書き出しましょう。頭の中でなく、目で"見える化"することで、優先順位が明確になったり、やらなくていいことがあぶり出されます。客観的な視点が持てて、無駄な思考を減らせます。

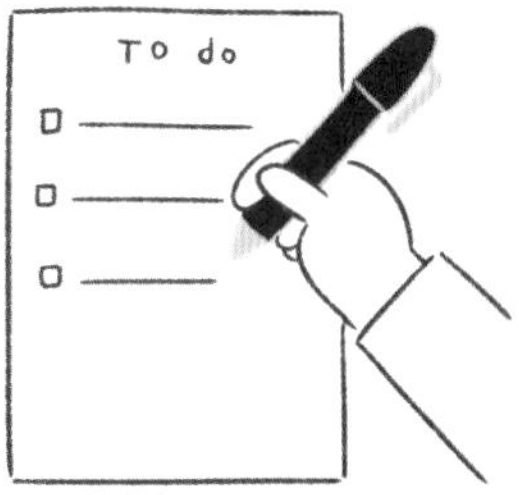

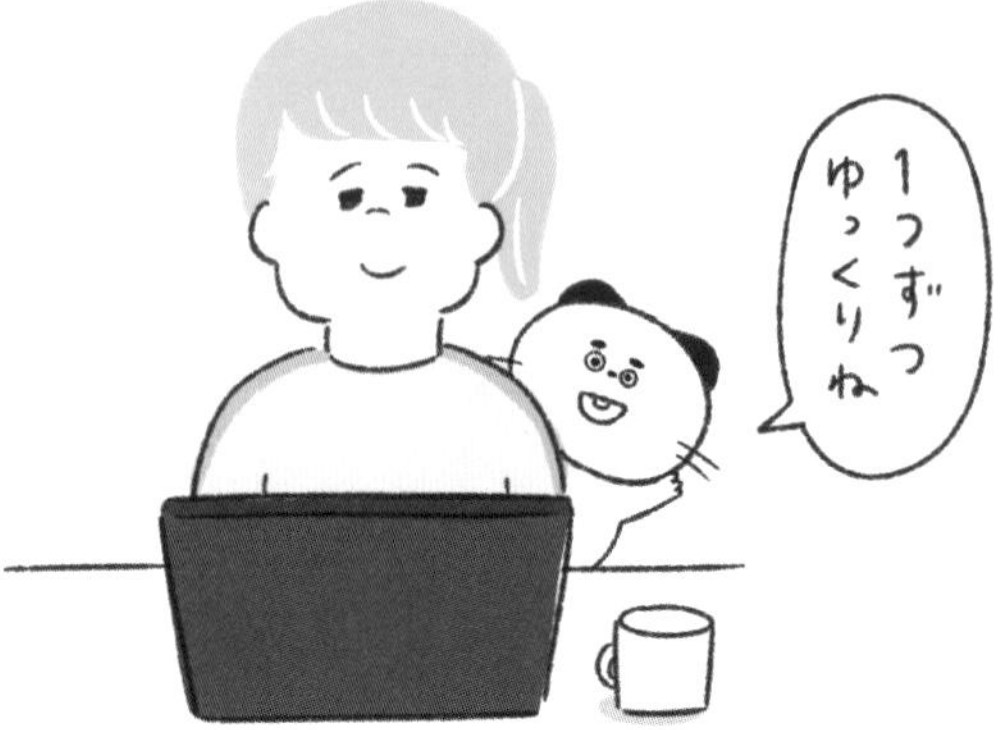

ルーティン 17

やることに追われる日はあえてゆっくり動く

仕事中は決められた時間内に成果を求められるため、交感神経が優位になることがほとんどです。特にやることが多い日は焦りや緊張が強く、失敗につながりやすいものです。

忙しいときこそ、いつもの半分くらいのペースでゆっくり動きましょう。交感神経が優位な状態から副交感神経を優位な状態に切り替えるには、〝ゆっくり動く〟ことが重要です。

ゆっくり動くと呼吸が深く安定し、落ち着いて作業を進められるので、むしろ効率アップ！

自律神経が整うと自分にとってよいだけでなく、職場全体にもよい影響が広がります。プレッシャーが大きな職場では、メンバーの自律神経も乱れがち。その中に自律神経の安定した人がいると、その人の立ち居振る舞いや声かけによって、場のみんなに安心感がもたらされます。

ルーティン 18

作業デスクは片付け モノを探す手間を減らす

作業を始めるタイミングで、「資料はどこだ？」と探し始めることはありませんか。ある調査によると、ビジネスパーソンは〝モノ探し〟に、年間およそ150時間も費やしているという報告があります。

　作業を進めたいのに必要なモノが見つからないストレスは、自律神経の乱れとなって心身に不具合をもたらします。こうした余計なストレスを抱えないために、作業デスクは片付けて、どこに何があるかすぐわかる状態を維持したいですね。

　散らかっていることに慣れて何も感じない人もいるかもしれませんが、視覚は無意識のうちに散乱した状況をキャッチして脳に伝えています。脳に送られる情報が多いほど、脳の疲れは増すので要注意です！

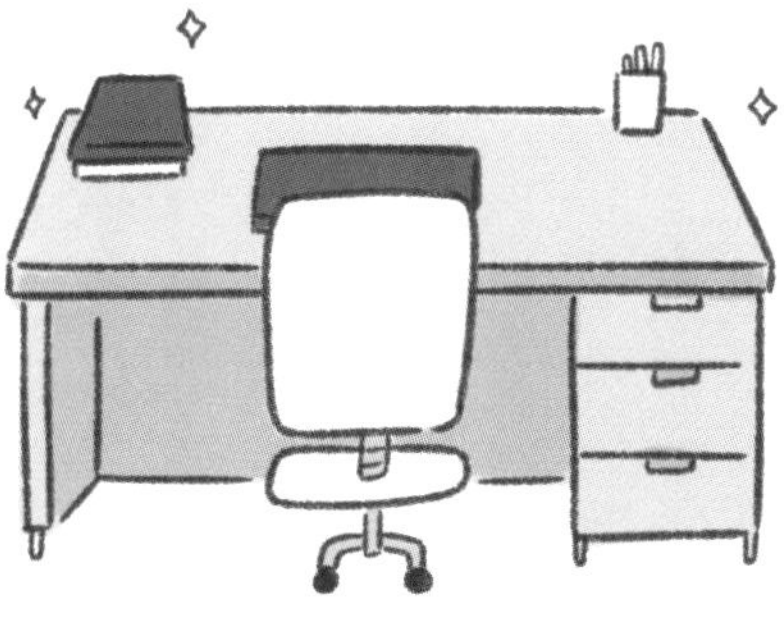

仕事時間
Working Time

ルーティン19

疲れたときは少量の甘いものでエネルギー補給

じっとしていても、脳は1時間に約5gのブドウ糖をエネルギーとして使用します。糖質制限食の流行もあって、糖質を極端に避ける人がいますが、体内のブドウ糖が少ないと体の一部を壊して糖を作るために、体に負担がかかります。低血糖で脳が正常に働かなければ

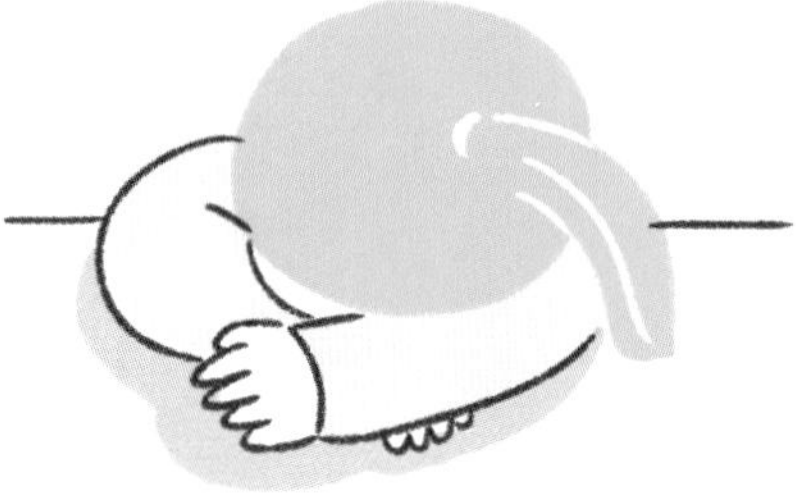

ルーティン20

眠気に襲われる午後は15分ほど昼寝するとよい

昼食後は消化吸収のために副交感神経が優位になるうえ、数時間すると体温が下がって眠くなります。眠気に襲われたら、15分ほど昼寝をするのがベスト。気力が満ち、その後の仕事に集中できます。30分以上になると深い睡眠に移り、夜の睡眠にも影響が出るので、短時間にとどめましょう。

職場の環境的に昼寝が難しい場合は、少しの間、目を閉じるだけでも脳の休息になります。

ば、自律神経にも支障が出ます。

作業中に「疲れた」と感じるときは、ラムネやチョコレートなどの甘いものを口にすると、脳が落ち着きます。ただし血糖値を上げすぎるとよくないので、少量というのがポイントです。

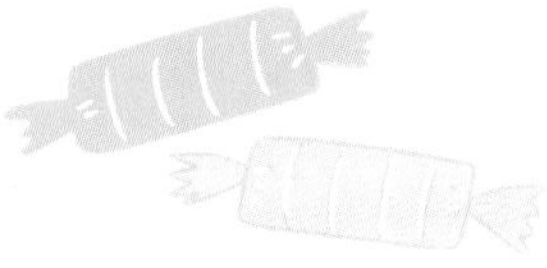

仕事時間
Working Time

ルーティン 21

脳の疲れを取るには立ち上がって伸びをする

座ってパソコン作業をするだけでも、脳は疲れます。そんなときは、立って歩いたり、伸びをしたりするのがおすすめ。

仕事中は交感神経が優位になっていて、心身は緊張状態です。伸びをすると全身の血流が促されて、疲労回復効果が高まります。「アクティブ・レスト（積極的休養）」と呼ばれる休息法の考え方で、体を動かすと自律神経の圧迫状態を解放することもできて一石二鳥です。

疲れを感じなくても、1時間に一度は伸びをして、心身を疲れから守りましょう。

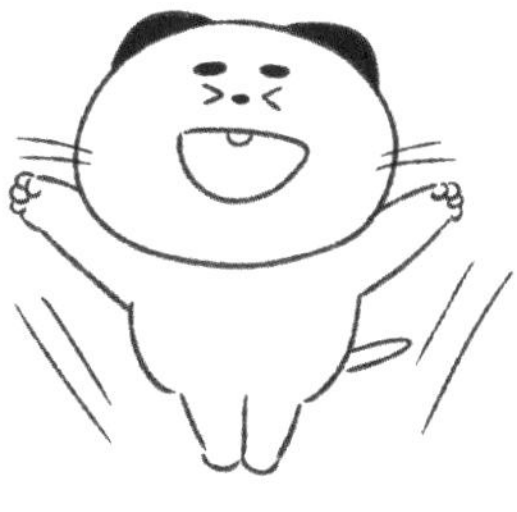

入浴

Bath Time

ルーティン22

寝る90分前が入浴のベストタイム

入浴時間は、就寝時間とセットにして決めるのがポイント。私たちの体は、体温が下がるときに眠くなります。この体の仕組みを利用すると、〝就寝90分前に入浴する〟のが理想です。お風呂に入って体の深部体温を上げ、下がっていくタイミングでベッドにいれば、ストンと眠りにつきやすいです。

ルーティン23

サウナは健康な人向き。入って疲れるならやめる

「整う」と、もてはやされる〝サウナ〟ですが、すべての人におすすめできるわけではありません。サウナは血液循環をよくして体を温める効果が高いので、冷え性の人には向いています。一方で、ホットフラッシュがある人や、体力が落ちている人、自律神経が乱れている人は、サウナに入るとだるさが増すことも。サウナで体調がよくなる人はOKですが、そうでない人は避けるのが無難です。

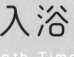

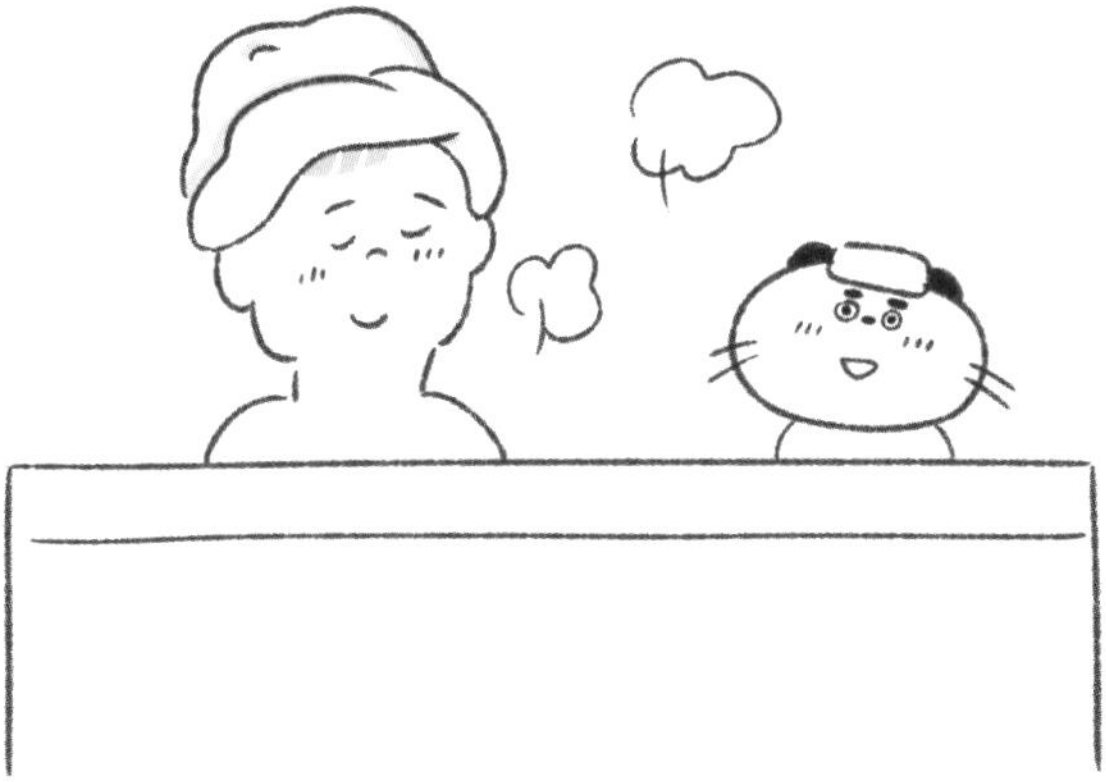

ルーティン 24

無理して半身浴をする必要はない

バスタイムは入浴の仕方しだいで、一日の疲れを癒やし、心地よい睡眠に入る準備の時間にもなります。

シャワーでは深部まで温まらないので、湯船に浸かるのが基本です。39～40℃のお湯に15分ほど浸かるのが理想です。短すぎると体温が上がらず、長すぎればのぼせて脱水症状になり、体への負担が大きいです。42～43℃のお湯を好む人もいますが、交感神経を急激に刺激しすぎるので、注意してください。

半身浴は入浴時間が長くなるので、無理にする必要はありません。寒い時期はかえって体を冷やしてしまうこともあるので、最初は肩まで浸かり、温まったらみぞおちあたりまで体を出して、15分間の入浴で調整すればよいと思います。

ルーティン 25

寝る前1時間はブルーライトを避ける

スマホやタブレットから発せられるブルーライトを浴びると、睡眠ホルモン「メラトニン」の分泌が抑制されて睡眠と覚醒のリズムがくずれます。その結果、睡眠不足や自律神経の乱れが生じかねません。睡眠は大事な心身のメンテナンス時間なので、寝る前の1時間はスマホと距離をとりましょう。

睡眠

Sleeping Time

ルーティン 26

寝ているそばにスマホやタブレットを置かない

目覚ましアラームをかけているからといって、スマホやタブレットを寝ているそばに置くのは絶対にNGです。夜中、枕元でスマホを充電し続ければ、電磁波の影響を受けて脳波が乱れて睡眠が妨げられます。夜中に目が覚めて、手元のスマホで情報収集を始めると、そこから眠れなくなることも！

就寝するときはスマホは別の部屋に置くか、せめて枕元から離すようにしてください。

ルーティン 27

寝室の照明はオレンジなどの暖色系にする

家

を明るく保つ照明ですが、いつでもどこでも明るければよいものではありません。照明の色によって、活動する時間に向くものとリラックスタイムに向くものがあります。

日中に活動する場所などは青白く照度（明るさ）の高い照明でもよいでしょう。しかし、睡眠ホルモンのメラトニンは、強い光によって分泌が抑えられる性質があり、青白色の照明から発せられる光にも影響を受けます。

そのため、就寝前の2～3時間は青白色の照明を避け、オレンジなどの暖色系の照明の下で過ごすほうが、リラックス効果が高まります。寝室の照明は暖色系にして、快適な睡眠へつなげましょう。

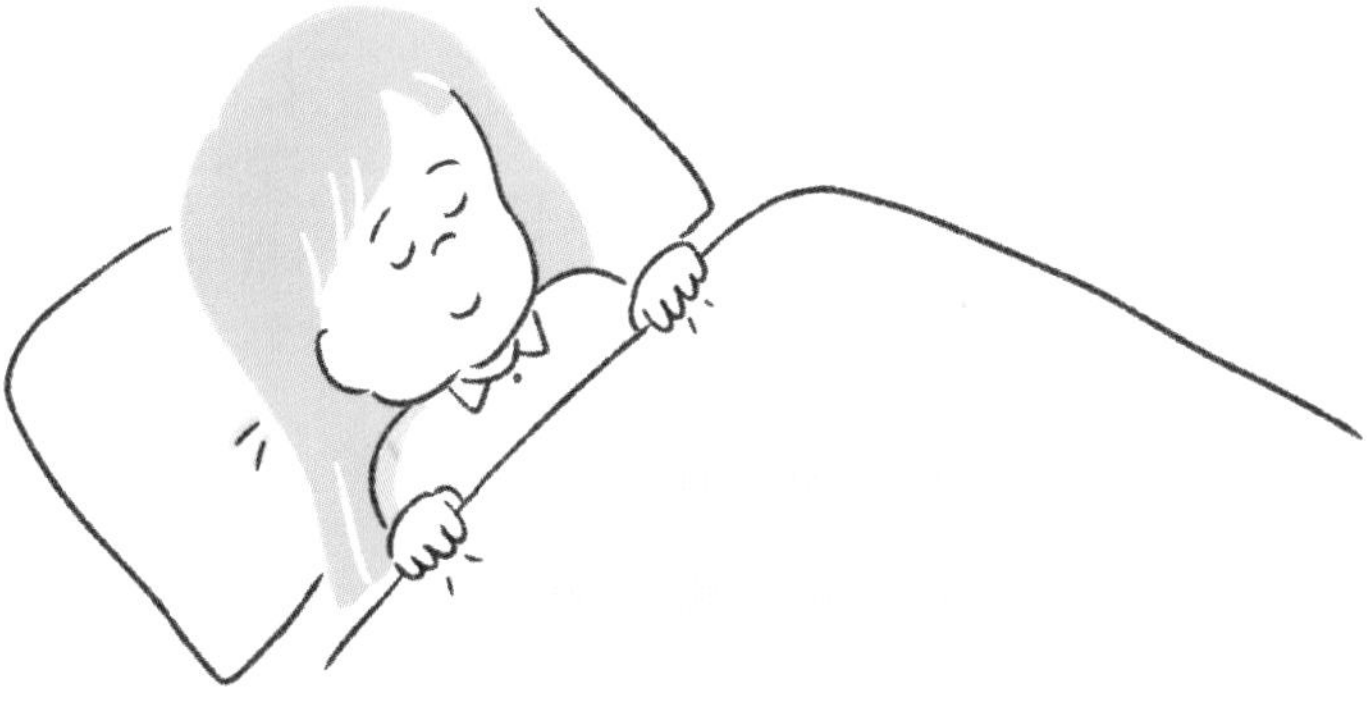

ルーティン 28

川のせせらぎなどの自然の癒やし音でリラックス

就寝前の時間はリラックスして、副交感神経を優位にすることが大切です。音楽が好きな人でも、アップテンポで激しい音楽は脳を逆に興奮させてしまうため、寝る前に聞くのは控えたほうがよいでしょう。

おすすめは、川のせせらぎや鳥のさえずりといった自然音です。自然音を聞くと、脳ではα《アルファ》波という気分が落ち着いているときの脳波が現れることが知られています。ぜひ、自分が癒やされる自然音を動画や音楽サイトで探してみましょう。

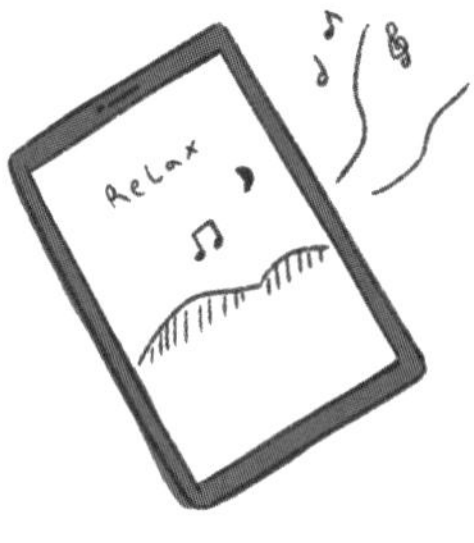

ルーティン 29

寝酒で寝付きがよくなっても「睡眠の質」は改善しない

眠るために飲酒をする人がいます。寝付きはよくなりますが、眠りは浅く、質の悪い睡眠になります。眠れないのは不安でしょうが、お酒は依存性が高く、寝酒をくり返すと酒量が増えやすい点も心配です。

睡眠不足で日常生活に支障が出るなら睡眠導入剤を使うことも必要です。今は必要な時期と受け止めて、将来的にやめられるように心身をケアしましょう。

ルーティン 30

寝る前に、翌日に着る服を準備する

寝る前に仕事やプライベートの悩み、やらなくてはいけないことなどを考えて脳が興奮状態のままだと、寝付きが悪くなります。寝る前に、次の日のことをあれこれ考えても、焦りが増すだけです。

その代わり、翌日に着る服を準備することをおすすめします。翌朝の考えごとをひとつ減らせてストレスが減り、忙しい朝時間を有効に使えます。翌日のことを何も考えないで寝ようとするとかえって不安になる人もいるので、「明日着る服を決めた」という事実を用意することで、達成感を得られて安心できるでしょう。私自身も睡眠前のルーティンとして実践し、安眠できています。

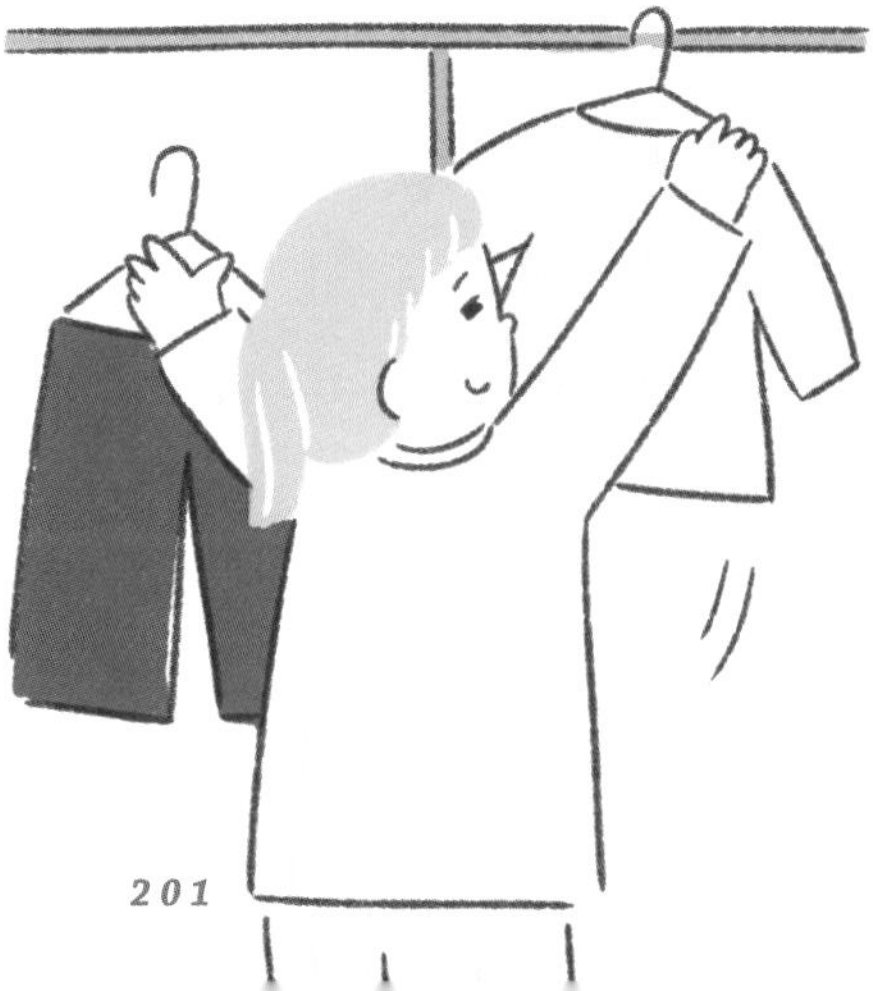

睡眠
Sleeping Time

ルーティン 31

耳のまわりをほぐして不眠を解消する

耳のまわりくるくる

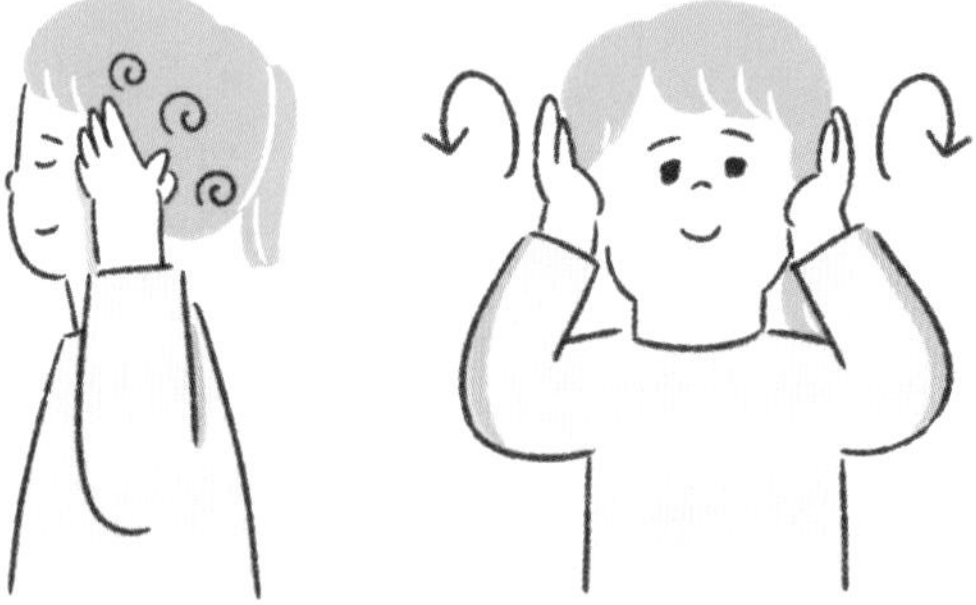

1 耳の前をマッサージ

耳の穴の少し前のところに手のひらのつけ根の部分を当てて、円を描くように3～5秒マッサージする。

2 耳のまわりをマッサージ

耳のまわりを前から上、後ろにかけて移動させながらまんべんなくほぐす。これを1分行う。

睡眠 Sleeping Time

東洋医学では、睡眠によって胆のうや肝臓で解毒が進むと考えます。逆もしかりで、胆のうの働きが悪くなれば、睡眠の質も悪化することに。そこで、胆のうの経絡《けいらく》（ツボの流れ）にアプローチして胆のうと肝臓の機能改善を図り、快適な睡眠をもたらす方法を紹介します。

胆のうの経絡は体の側面を流れていて、特に大切なのが側頭部。耳のまわりをほぐすことで、自然とあくびも出てきます。

動画も CHECK

ルーティン
32

側頭部押し呼吸

側頭部を刺激して眠りの質をよくする

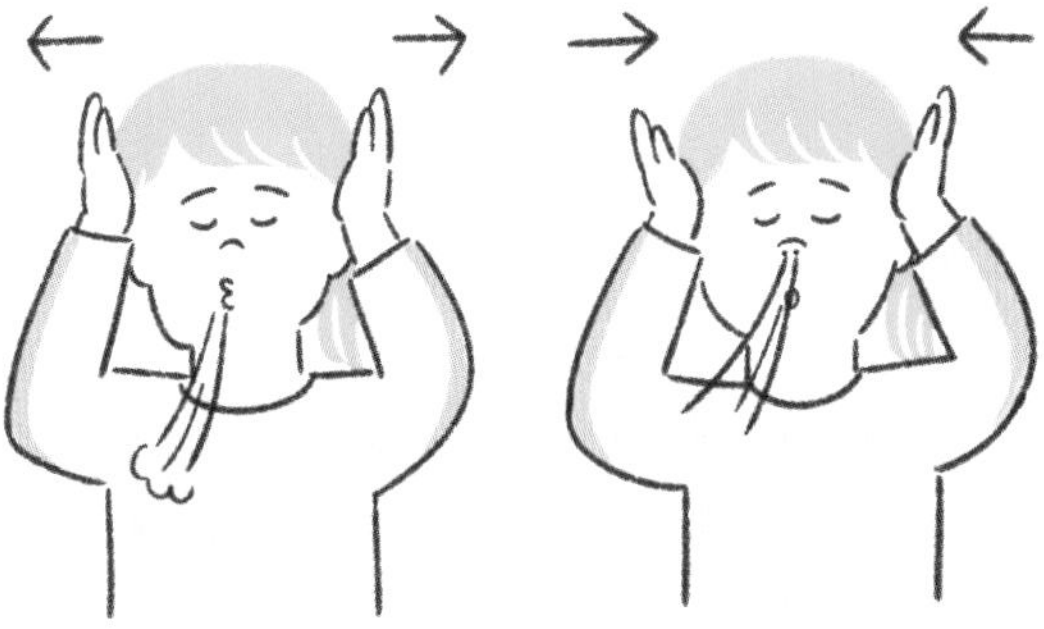

1 息をはきながら側頭部を押す

眉尻から指3～4本分後ろのところに手のひらのつけ根を当て、手のひら全体を添える。息をはきながら、内側に押し込むように優しく圧をかける。

2 息を吸いながら手の力を抜く

息をはきながら、手の力をゆるめる。1→2をくり返して1分行う。

睡眠前に行うと眠りやすくなる、胆のうの経絡ケアをもうひとつ紹介しましょう。耳のあたりにある側頭骨とその上の頭頂骨の間にある「縫合《ほうごう》」という溝の部分にアプローチします。場所は眉尻から指3～4本分後ろが目安です。

胆のうの経絡の滞りを改善すると、不眠だけでなく、頭痛や肩コリ、めまい、目の不調、耳鳴り、全身のこわばり、倦怠感なども解消されやすくなります。

動画も
CHECK

ルーティン
33

ぐっすり眠れるようになる「ツボ」を押す

「安眠」のツボ押し

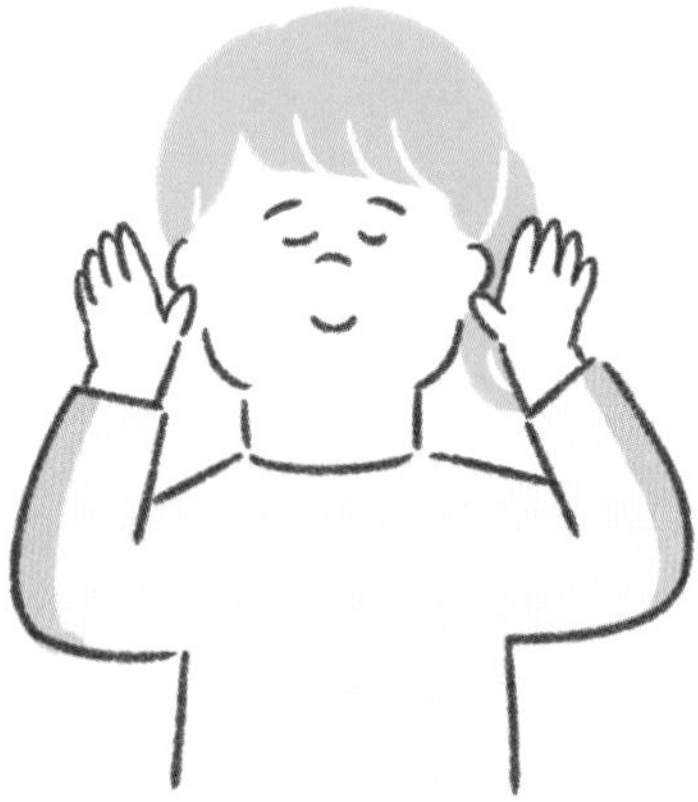

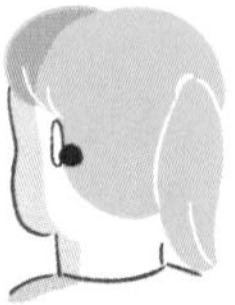

安眠《あんみん》

[ツボの場所]
耳の穴のすぐ後ろにある骨の出っ張りから、指1本分後ろ。

1 「安眠」を押す

両耳のツボの場所に親指を当て、5秒間優しく押し込むように圧をかけて、力を抜く。これを5回くり返す。

自律神経を整えて安眠へいざなう〝3つのツボ〟を紹介します。「安眠」は、首や肩の緊張やコリからくる不眠に有効です。「労宮」は高ぶった神経を落ち着かせる作用があります。「失眠」は睡眠へと体を導くだけでなく、下半身の冷えやむくみの改善にも効果的です。

寝付きが悪い人は寝る直前に、中途覚醒がある人は寝る1時間前くらいにツボ押しを行うと、効果を感じやすいです。

動画も
CHECK

睡眠
Sleeping Time

「労宮」のツボ押し

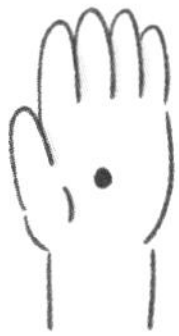

労宮《ろうきゅう》

[ツボの場所]
手のひらの真ん中。こぶしを作ったときに、中指と薬指の先端が当たる間。

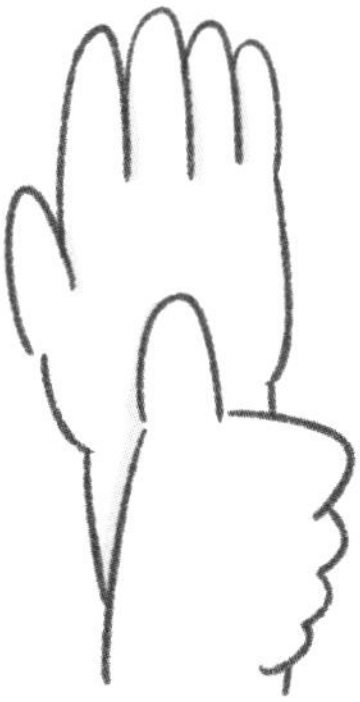

2 「労宮」を押す

片手のツボの場所に反対の親指を当て、5秒間優しく押し込むように圧をかけて、力を抜く。これを5回くり返す。反対側も同様に行う。

「失眠」のツボ押し

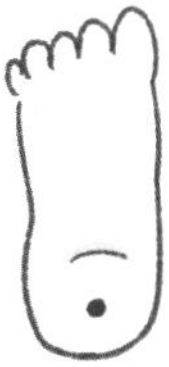

失眠《しつみん》

[ツボの場所]
かかとの中心。

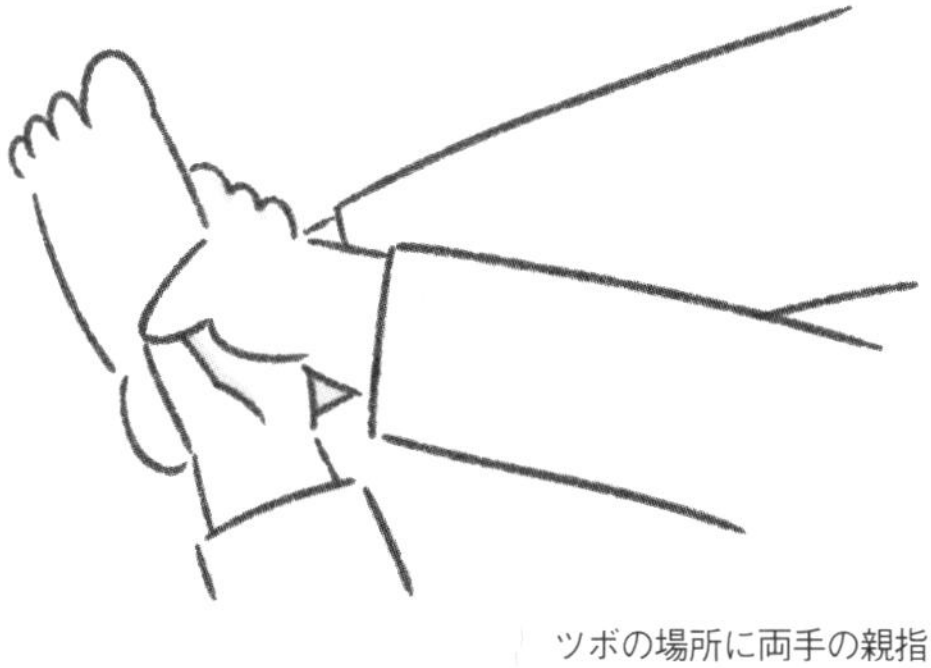

3 「失眠」を押す

ツボの場所に両手の親指を当て、5秒間優しく押し込むように圧をかけて、力を抜く。これを5回くり返す。反対側も同様に行う。

休日

Holiday

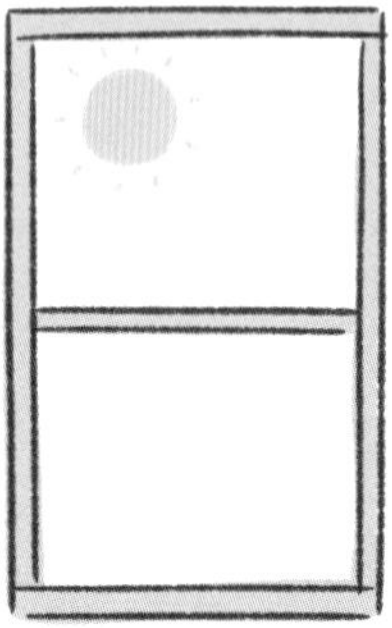

ルーティン 34

基本的に「寝だめ」はNG。休日に体を休めるなら早めに寝る

休日くらいは朝寝坊をして、体を休めたい人もいるでしょう。ただ、自律神経にとって、一日のリズムを大きくくずすのはよいことではありません。普段よりも1時間ほど遅く起きる程度ならよいですが、それ以上は避けたいところです。

休日にどれだけ長く寝ても、基本的に「寝だめ」はできません。それでも休日に睡眠時間を確保したいなら、遅く起きるのではなく、夜早めに寝るようにしましょう。体内時計をリセットするのは朝なので、起床時間は大きく変えないのが自律神経を整えるポイントです。

ルーティン
35

休みの日には感謝してモノを捨てる

平日は多忙で部屋が散らかりがちな人は、休日に片付けをしたい気持ちとリラックスしたい気持ちでゆらぐかもしれません。そんな方に朗報です！

実は、片付け行為そのものに、副交感神経を優位にして心身をリラックスさせる効果があります。休日は家を点検して、不要なものや使用していないものを処分する日にするとよいですね。

モノを捨てるときは「ありがとう」と感謝すれば、気持ちよく手放せます。捨てることに気が引けるものや再利用が可能なものは、リユースショップに持ち込むのもいいでしょう。とにかく、家の中がスッキリすると心身が安定しやすくなります。

特に季節の変わり目は、区切りを付ける意味でも思い切って整理をするとよいでしょう。

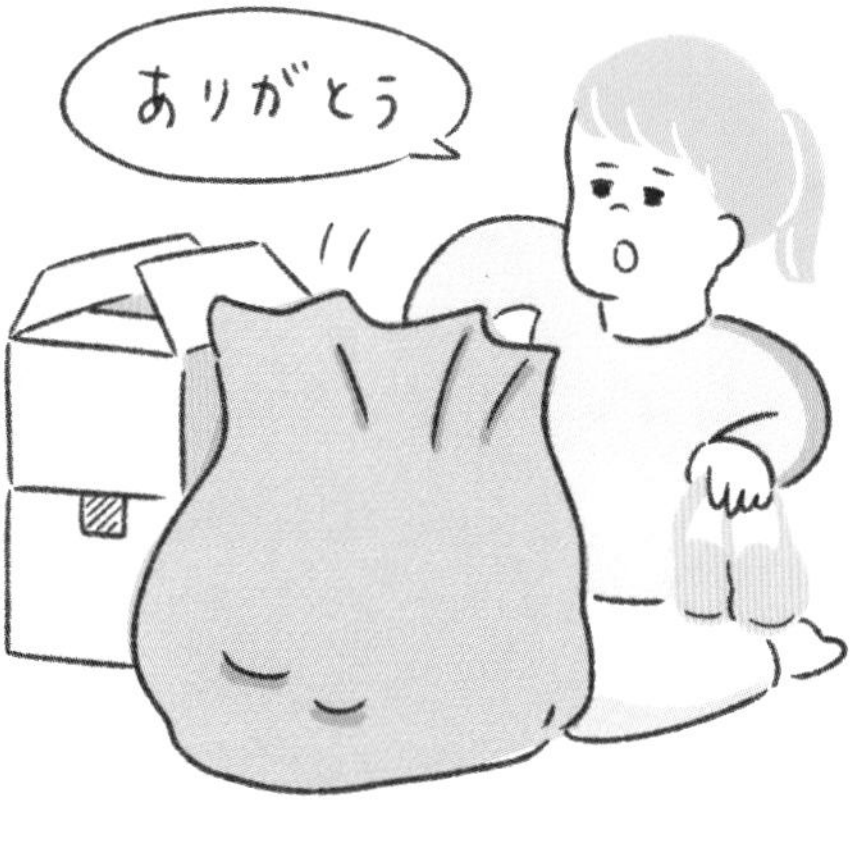

ルーティン 36

自然を感じられる場所に出かける

多忙な日常の中で忘れがちですが、私たち人間は自然の一部であり、自然に生かされている存在です。だから、ときに自然と触れ合うことで、生きるエネルギーを受け取ることが必要です。

自然を前にすると、今抱えている悩みが小さなことに気づくかもしれません。固執した考え方を手放せるかもしれません。

現代人は知らないうちに電磁波を吸収しているので、砂浜を素足で歩いたり、樹木に触れたりする「アーシング」で体内の電磁波を放出することも大切です。

大自然がある場所を旅行するのもよいですが、難しい場合は近所の公園でもかまいません。少しの時間、日光浴するだけでもOKです。とにかく自然を全身に感じ、自然の一部であることを意識すると、余計な緊張から心が解放されます。

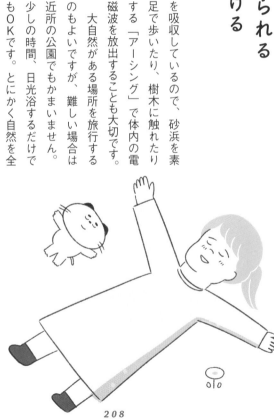

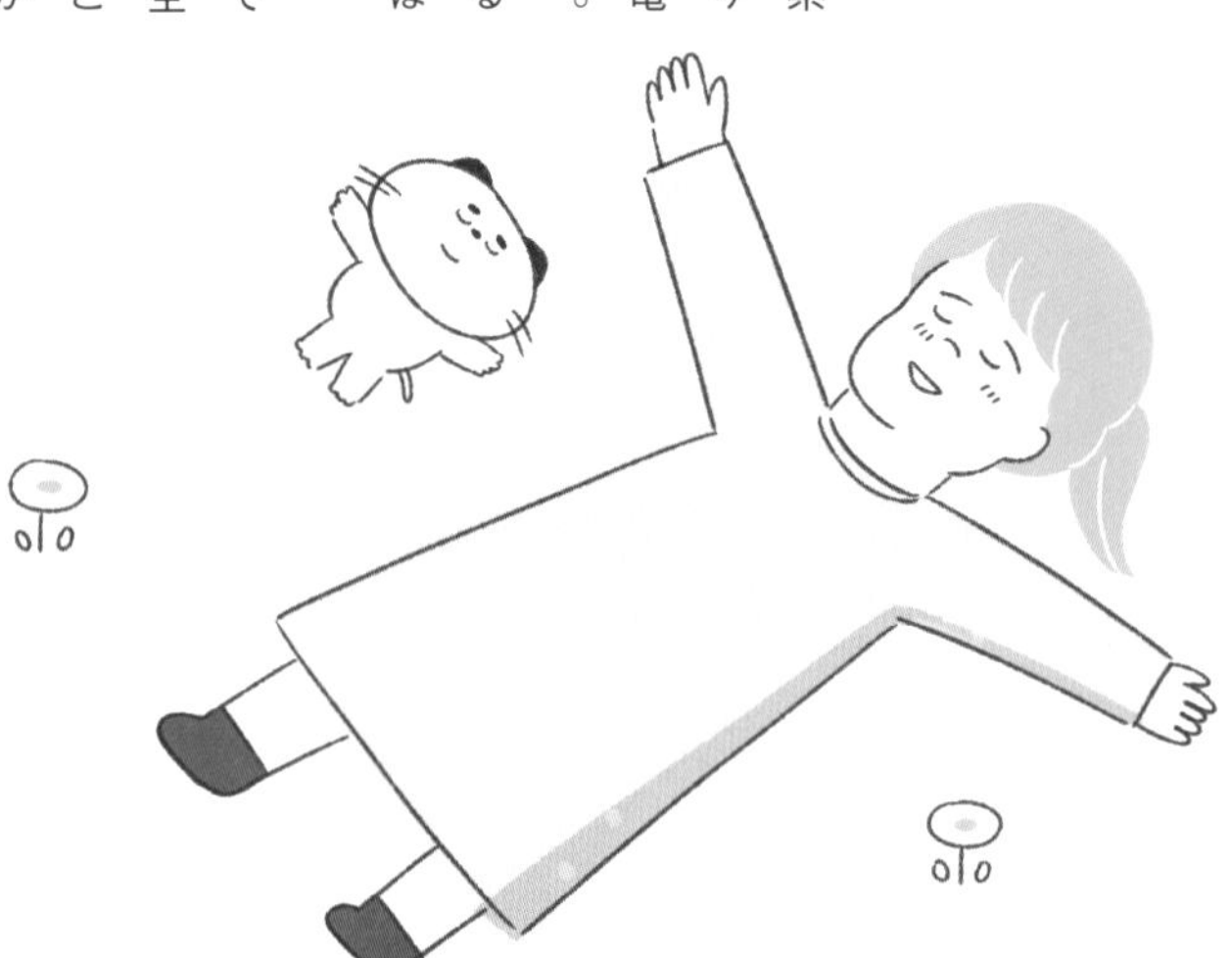

ルーティン 37

お墓参りをしてご先祖さまにご挨拶をする

意外なことですが、ご先祖さまを思い、感謝することでも自律神経は整います。毎日、当たり前のように生活をしていますが、それができるのは命をつないでくださったご先祖さまのおかげです。

お盆やお彼岸《ひがん》にお墓参りをして、ご先祖さまに感謝の気持ちを伝えてみましょう。

とはいえ、さまざまな事情でお墓参りをできない方もいるでしょう。だからといって自律神経が整わないわけではありませんし、行けないことを責める必要もありません。

一日のどこかのタイミングでご先祖さまに感謝し、自分の命に感謝していれば、自然と心も整ってきます。

大自然に触れるメリット

自分の悩みが小さいことに気づく

自分の価値観や考え方が変わる

アーシングをすると自律神経が整う

休日
Holiday

その他の生活

The Others

ルーティン 38

ウォーキングは五感を研ぎ澄ます絶好のチャンス

体を動かすことは、自律神経にとっていいことずくめです。ハードな運動は必要なく、日常的に歩くだけでも、心身によい変化があります。

できれば自然の中をウォーキングすると、五感を研ぎ澄ますよい機会にもなります。五感をフル活用して自然を感じながら歩けば、脳のリラックス効果も向上します。

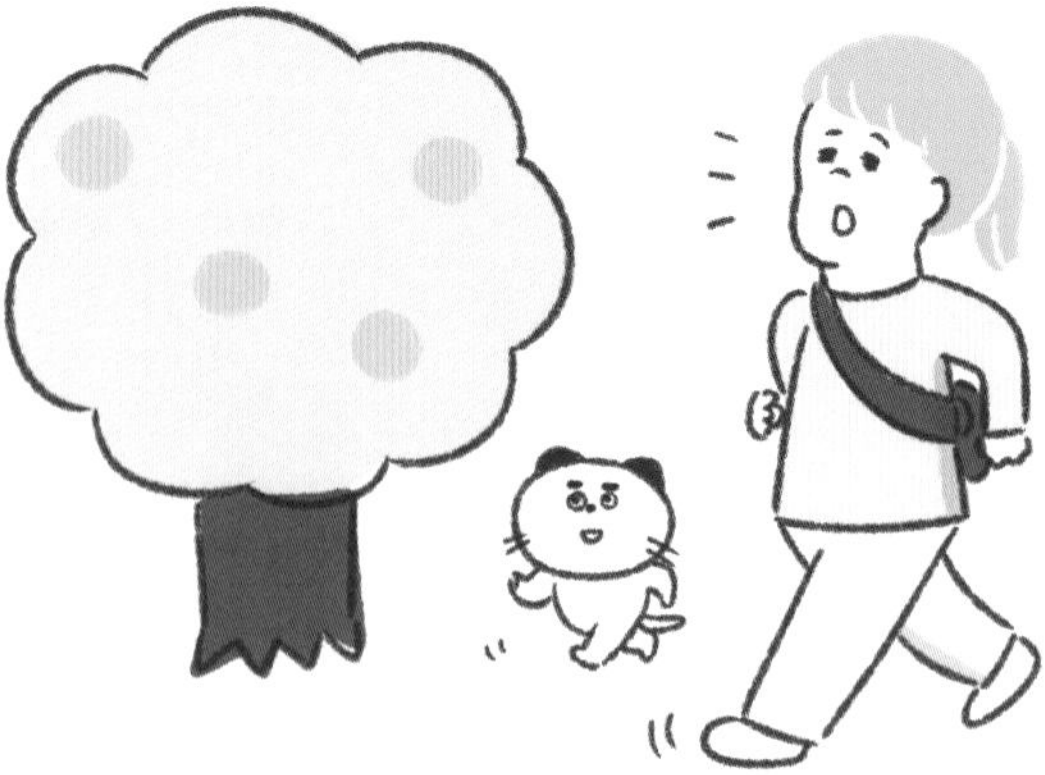

たとえば、季節の花や木、葉、空、川などの自然の色や形を見れば、視覚が刺激されます。ときには目を閉じて、鳥の声や風の音に耳を傾けることで、聴覚が養われます。公園や道端で花の香りを嗅げば、嗅覚も使えます。風、空気を肌で感じ、足裏から大地の感触を受け取ることで触覚にもアプローチできます。

ルーティン 39

お香やアロマなど好きな香りを楽しむ

自律神経のバランスを調整するのに、香りの効能を活用することもできます。

イライラするときには、ベルガモットなど柑橘《かんきつ》系の香りを嗅ぐと落ち着きやすいです。安眠へと導きやすいのはラベンダー。眠りの質が悪いときには、スイートマジョラムもよいでしょう。

アロマポットを利用してもよいですし、ティッシュにアロマオイルを数滴垂らして寝室に置いてもOK。ただし、香りに敏感な人は無理しないでください。

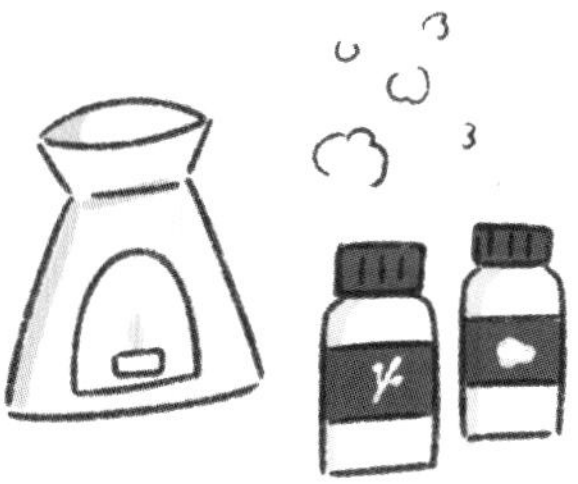

ルーティン 40

ときには「涙活」をして心身をリセット

映画や小説の感動的なシーンで涙を流した後に、気分がスッキリしたことはありませんか？　実は、涙を流すとストレスホルモンが減り、セロトニンの分泌が活発になります。

さまざまな場面で涙を流すことがありますが、自律神経を整える涙は、感動して心を動かされる〝情動の涙〟。ポジティブな感情をともなう涙は、心を癒やす不思議な力があります。

反対に怒りや悲しみで流す涙は、ストレスが増すため、「涙活」には向きません。とはいえ、自然に出てくる感情に抗わず、「泣いて大丈夫！」と肯定して、たくさん涙を流してください。大人だから泣いちゃダメなんて、思わなくていいんですよ。

ルーティン 41

「ありがとう」を口グセにする

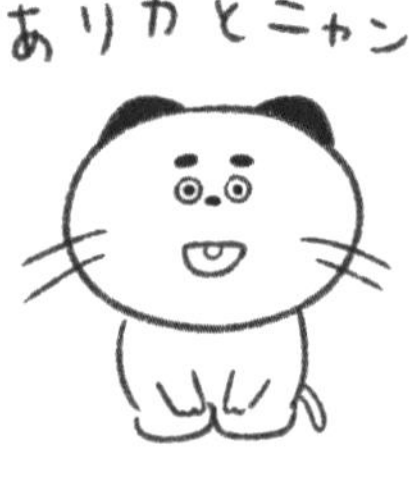

「ありがとう」の語源は、仏教の〝有り難い〟からきています。普段の生活をよく見つめると、実は〝有り難い〟こ

ルーティン 42

身のまわりに観葉植物を置く

自然の「緑」の癒やし効果は抜群です。自宅や職場に観葉植物や草木の鉢植えを置けば、瞬時に〝屋内のパワースポット〟にチェンジ！

植物が放つ「フィトンチッド」という成分は、脳内のα波を促して精神を安定させたり、自律神経を安定させたりする効果が認められています。自然の緑は、疲れ目も癒やしてくれます。

それだけではありません。植物は光合成のために、二酸化炭素を取り入れて酸素を吐き出す、いわば〝自然の空気清浄機〟。根から吸収した水分を葉から蒸散させて、乾燥した部屋に適度な水分を保ってもくれます。

ぜひ、身のまわりに植物を置いて、大切に育てましょう。

とがとても多いと気づきます。

- 暖かい布団で寝られること。
- 家族や友達がいること。
- 食べるものに困らないこと。

これらを〝当たり前〟と思わずに、幸せでありがたいことだと感謝すれば、心もほぐれ、相手にも優しくなれるものです。

日々、小さなことにも「ありがとう」と感謝する気持ちを大切にしたいですね。

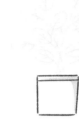

ルーティン 43

心身の調整力が高まる「クスリ絵」を活用する

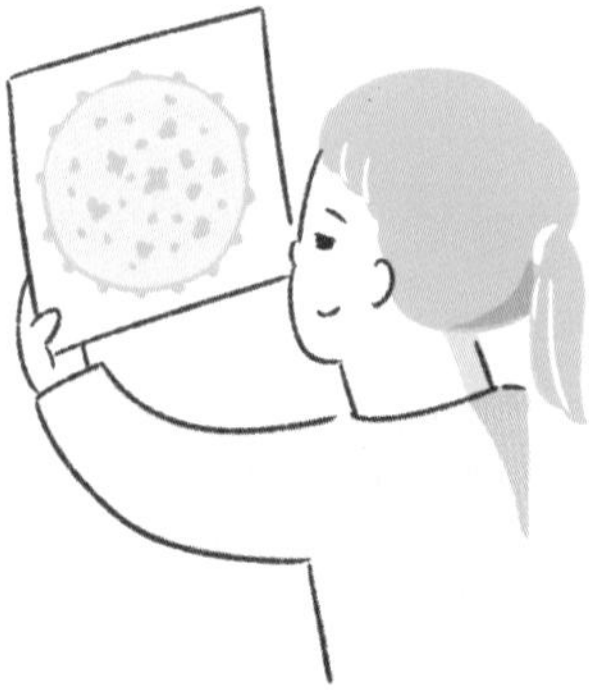

色や形が持つ力に着目して医師の丸山修寛先生が完成させたのが「クスリ絵」。クスリ絵を活用して、心身の調整をしやすくなる方もいます。

次ページから、切り取って使える3つのクスリ絵を紹介しています。目につく場所に貼って眺めたり、触れたり、持ち歩いたりすることで、クスリ絵のパワーを受け取ることができます。絵柄が自分に向くように、枕や布団の下に敷いて眠るのもよいでしょう。不安を感じたときは、クスリ絵を胸に当てて深呼吸をし、リラックスしてみましょう。

「クスリ絵」の使い方

眺める	触れる
飾る	持ち歩く

など

クスリ絵考案者
丸山修寛（まるやま・のぶひろ）
医学博士。丸山アレルギークリニック院長。東洋医学と西洋医学に加え、電磁波除去療法、波動や高次元医療、色や形の持つ力を研究し、見る・触れるだけで不調をケアする「クスリ絵」を開発。多くの支持を集めている。

●丸山アレルギークリニック
http://maru-all.com

●丸山修寛公式サイト
https://maruyamanobuhiro.com

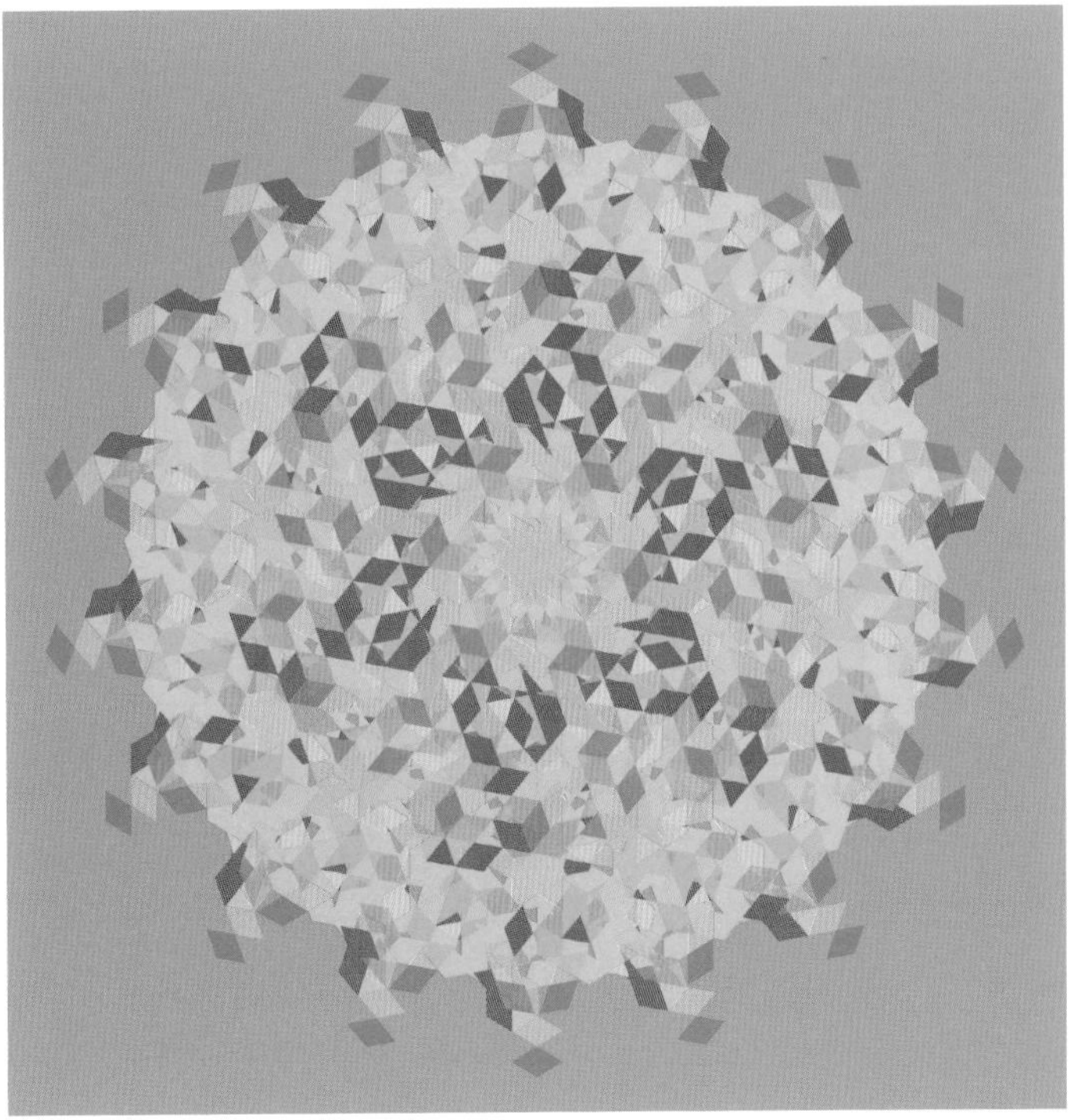

イモアヤカシコネ

>> 不安から解放されて自由な心を手にしたい人へ

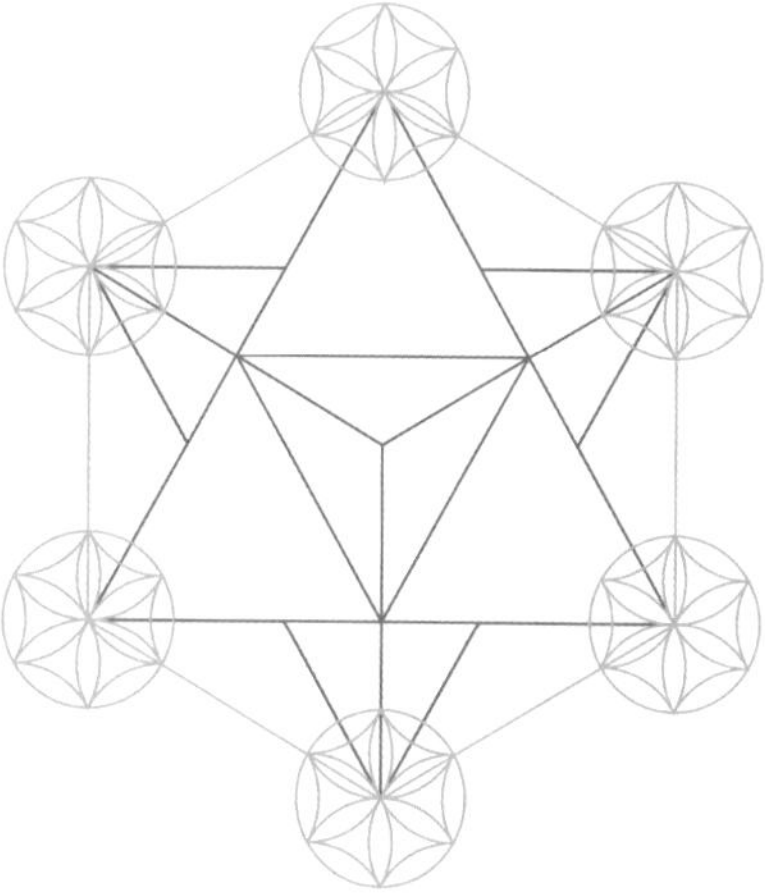

※裏面の図形は、クスリ絵のパワーを強化するものです。願いごとを書き込んでもよいでしょう。

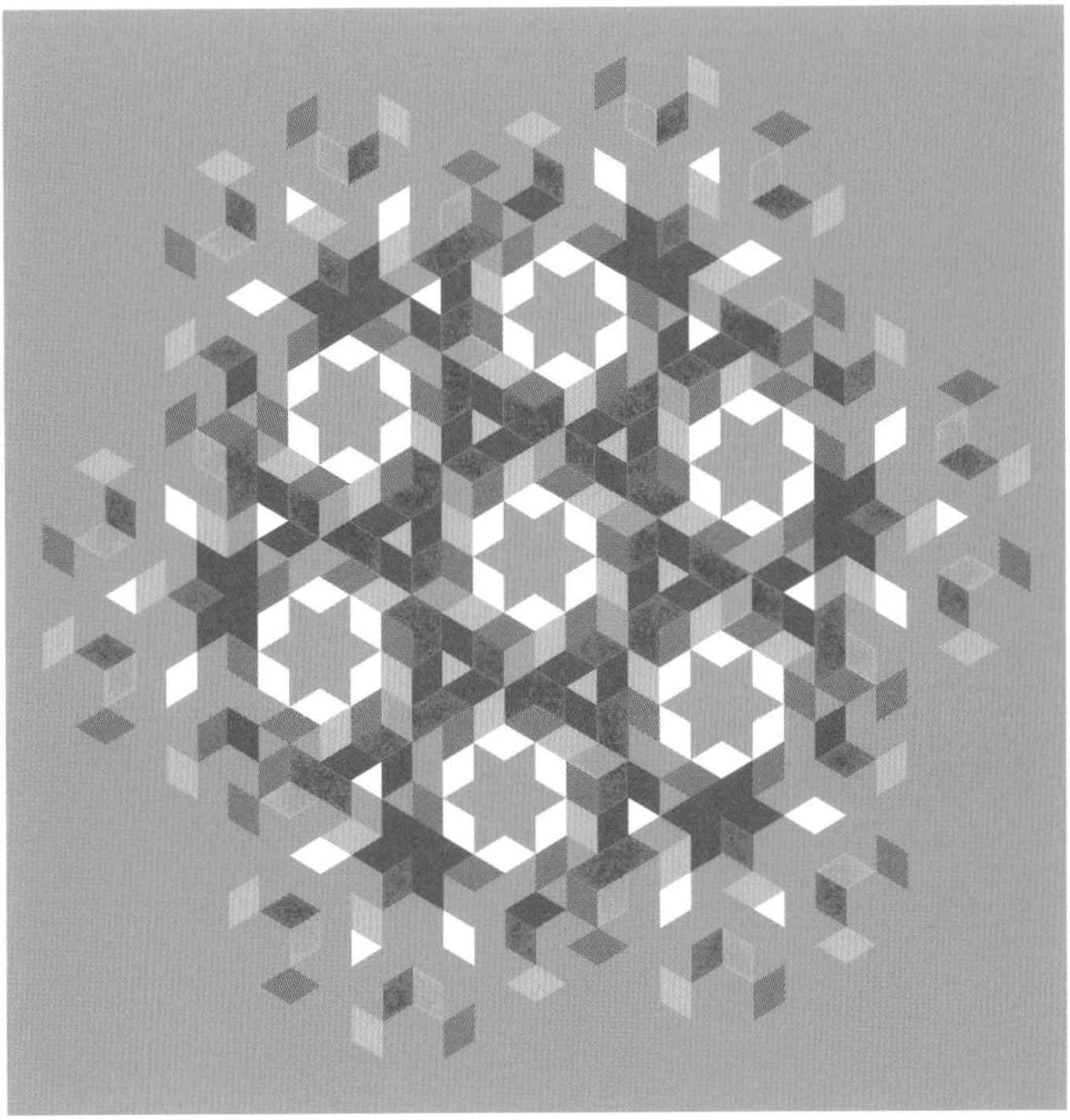

アメノサツチ

>> アンバランスな自律神経を整えたい人へ

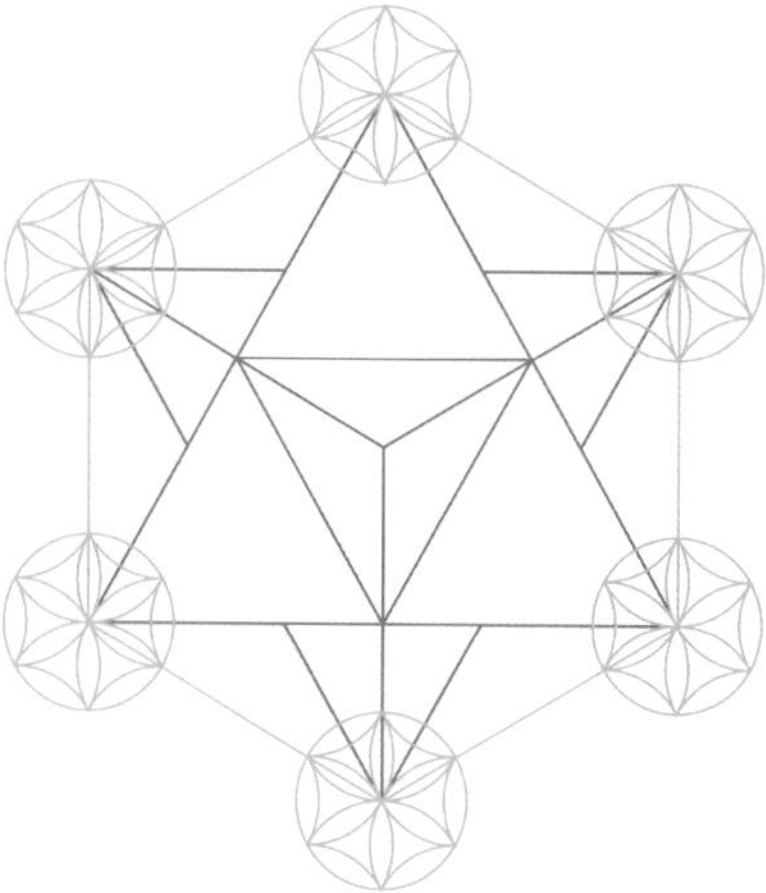

※裏面の図形は、クスリ絵のパワーを強化するものです。願いごとを書き込んでもよいでしょう。

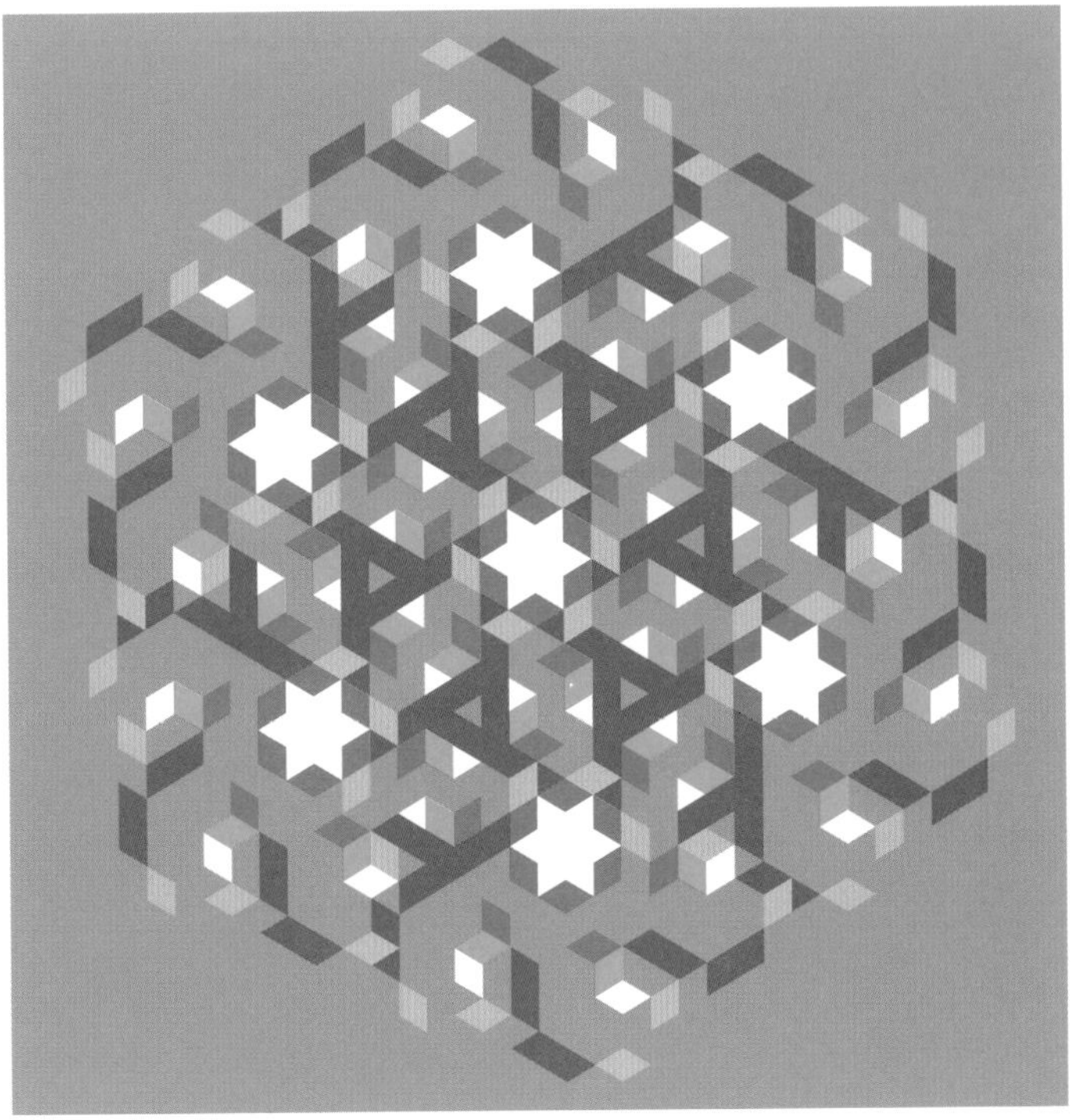

アメノクラト

>> パニック症状が出そうになったときのレスキューに

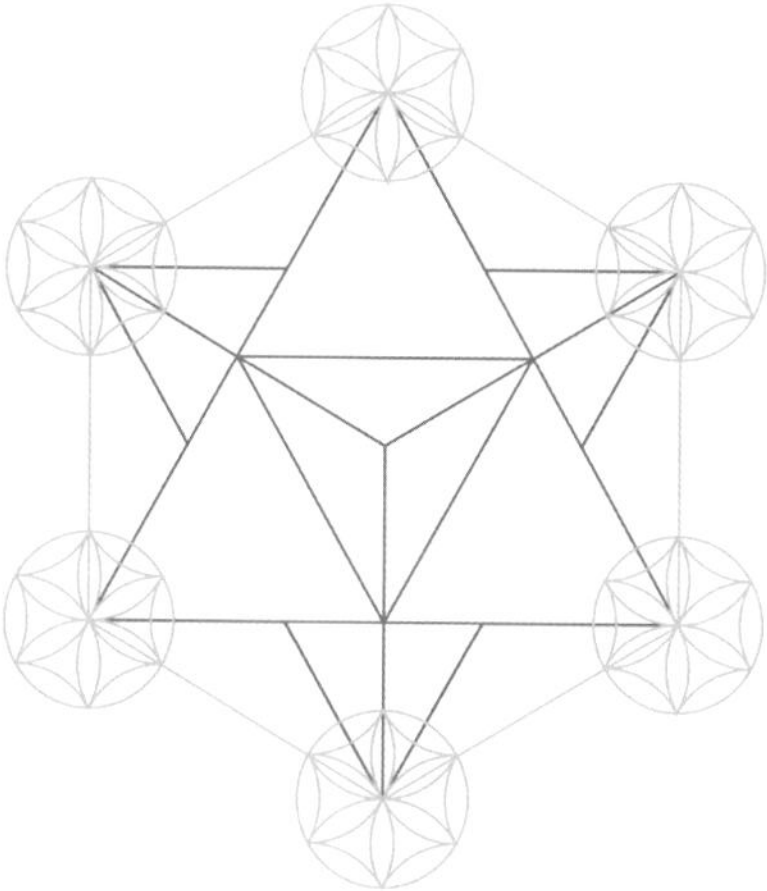

※裏面の図形は、クスリ絵のパワーを強化するものです。願いごとを書き込んでもよいでしょう。

冬と関係の深い五臓は「腎」。腎は冷えに弱く、不安や恐怖といった感情にも結びつきやすい。お腹や腰を冷やさないよう、保温に努めて。起床したらカーテンを開けて太陽の光を浴び、体内時計をくずさないことも大切。

不安感
抑うつ状態
冷え
むくみ

太陽のエネルギーが弱まり、活力が下がる冬。春に備えて、エネルギーを蓄える季節でもあります。

年末年始もあって何かと忙しい時期ではありますが、がんばりすぎず、ゆったりと過ごすことが大切です。ちなみに我が家では、12月に入ったら大掃除を始め、年末年始はゆっくり過ごしています。
早く寝て、遅めに起きてもOKです。冬の過労は、ほかの季節よりも精神をすり減らしやすいので、無理は禁物です。

寒い時期ですが、暖房器具に頼りすぎないことも重要です。衣服で調整しながら、汗をかかない程度に活動して、自力で熱を生みましょう。暖房器具の使いすぎは乾燥も招き、風邪やインフルエンザにかかりやすくもなります。寝るときは、湯たんぽを活用するのがおすすめです。

終わりに

この本を手にとってくださったあなたは、きっとがんばり屋さんで、優しく、まじめで、繊細な方なのだと思います。私自身も、過去に「がんばりすぎる」「断れない」「他人と比べる」という生活の中で〝心のコリ〟を抱えて生きてきました。

しかし、尊敬する恩師やメンター、たくさんのすばらしい方々との出会いによって、現在は〝心のコリ〟から解放され、本当に生きやすい人生を歩んでいます。

そんなすばらしい出会いの中で気づかせてもらった物事の捉え方や人生観や習慣を、同様の悩みを抱える方にもお伝えしたいという思いで、本書を書かせていただきました。

本書を活用して、あなたの〝心の声〟に耳を傾けて心をほぐし、自分を大切にしてあげてください。心が癒やされると、今よりもっと自分を好きになり、幸せであふれる人生を送れるようになるはずです。

また、今後も自律神経やメンタルの不調で悩まれている方へ向けた動画を配信していきますので、ＹｏｕＴｕｂｅチャンネルもチェックくださいね。ぜひ、一緒に〝心ほぐし〟をしていきましょう。

最後になりますが、今回の出版にあたり、携わってくださったたくさんの方々に、この場をお借りして感謝申し上げます。そして、本書が〝心のコリ〟を抱えて悩む多くの方々に届きますように。

2024年2月　前田祐樹

心のコリ
ほぐしに!

YouTubeチャンネル
自律神経専門整体師
前田祐樹
@jiritsushinkei_natura

自身の専門である自律神経の悩みをメインに、健康に関する知識・セルフケア・豆知識を配信中。自律神経のバランスを整える手軽なセルフケアや短時間でできる心をほぐす思考法などが、幅広い世代に支持されている。

自律神経・慢性腰痛専門整体院
natura-ナチュラ-院長

前田祐樹

柔道整復師として整骨院・整体院・整形外科にて勤務後、独立。自身も自律神経の乱れによる不調や不定愁訴を経験し、整体・ヒーリング・量子医学・東洋医学を学び、自律神経・慢性腰痛専門整体院 natura- ナチュラ - を開院。整体院を経営する傍ら、2018年1月に健康系 YouTube チャンネルを開設。「簡単で手軽にできて効果のある自律神経のセルフケア」を多数配信し、自律神経専門のチャンネルとして日本最大規模の登録者数を誇るまでに成長。著書に『1分でできる！　自律神経を整えるセルフケア事典』（マイナビ出版）がある。

staff

カバーデザイン	おおはしあさこ
本文デザイン	山野辺有可
イラスト	Meppelstatt
撮影	清瀬智行（f 5.6）
モデル	味岡宏佳（セントラルジャパン）
ヘアメイク	鎌田真理子（オレンジ）
スタイリスト	渡邉みなみ
校正	株式会社鷗来堂
編集	江山　彩（編集室桜衣） 島田修二（マイナビ出版）
協力	株式会社ユニカ
衣装協力	サロン・ド・ナナデェコール 東京都渋谷区神宮前 4-22-11 ☎03-6434-0965

ひとりでできる心ほぐし

2024年 3月31日　初版第1刷発行

著　　者	前田祐樹
発 行 者	角竹輝紀
発 行 所	株式会社マイナビ出版 〒101-0003 東京都千代田区 一ツ橋2-6-3 一ツ橋ビル2F 0480-38-6872（注文専用ダイヤル） 03-3556-2731（販売部） 03-3556-2735（編集部） URL:https://book.mynavi.jp
印刷・製本	シナノ印刷株式会社

ISBN978-4-8399-8304-8
Printed in Japan